Lohmann
Der Basen-Doktor

Die Autorin

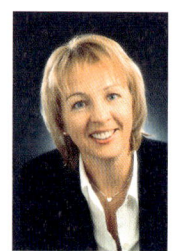

Maria Lohmann ist erfahrene Heilpraktikerin, Medizinjournalistin und Buchautorin. Sie hat bereits zahlreiche medizinische Bücher und erfolgreiche Ratgeber zu verschiedenen Gesundheitsthemen verfasst. Schwerpunkt ihrer Tätigkeit ist seit über 25 Jahren die Naturheilkunde. Die Liebe zu natürlichen Heilmethoden liegt in der Familie: Bereits als junges Mädchen hat sie von ihrer Mutter bei ausgedehnten Spaziergängen vieles über Heilpflanzen erfahren und sich für traditionelle Verfahren wie alte Hausmittel, Akupressur und Kneipp-Anwendungen interessiert. Maria Lohmann lebt in München, wo sie ihre eigene Naturheilpraxis leitet.

Maria Lohmann

Der Basen-Doktor

Basische Ernährung: gezielte Hilfe bei den häufigsten Erkrankungen

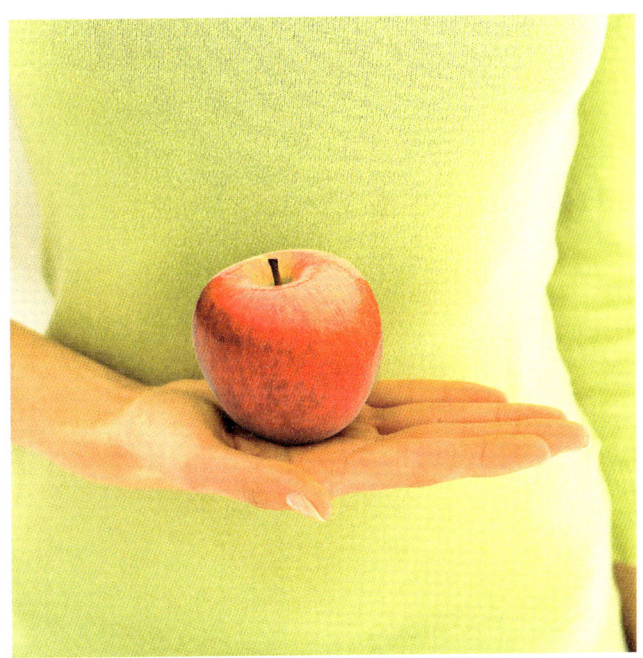

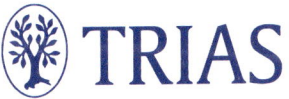

Inhalt

8 Liebe Leserin, lieber Leser,

Der Säure-Basen-Haushalt

10 Wie Säuren entstehen
10 Wie kommt es zur Übersäuerung?
11 Das Gewebe wird sauer
12 Der pH-Wert zur Bestimmung der Säurelast
13 Wie lässt sich der Säure-Basen-Haushalt messen?
14 Überlastung der Puffersysteme
14 Typische Beschwerden
16 Die positiven Auswirkungen der Basenernährung

Die Welt der Basenernährung

18 Unsere Entsäuerungssysteme
18 Warum Grapefruits basisch wirken
19 Öle – natürlich basisch und neutral
20 Basenreiche Ernährung in vielen Variationen
21 So funktioniert basenreiche Ernährung
21 Basis-Basenwoche – 7 Tage intensiv entsäuern
25 1, 2 oder 3 basische Entlastungstage
28 Bausteine der Entsäuerung
28 Basisch trinken
29 Basische Mineralsalze: Basenpräparate und Schüßler-Salze
30 Äußerliche Basenanwendungen

Gezielte Basenernährung bei Beschwerden

33 Häufige Beschwerden
35 **Magen-Darm-System**
35 Blähungen

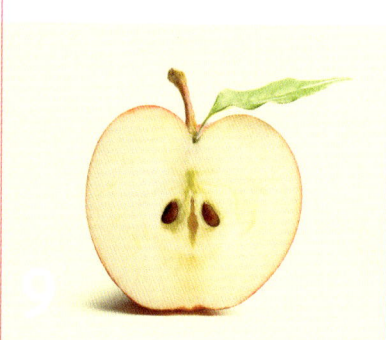

Alle Entlastungstage auf einen Blick

Besonders schonend oder intensiv entsäuern? Hier finden Sie Ihr passendes Basenprogramm:
21 Basis-Basenwoche
25 1, 2 oder 3 basische Entlastungstage
27 Intensiv-Entsäuerung

SPECIAL

Die Basen-Apotheke

Mit diesen Bausteinen bringen Sie den Säure-Basen-Haushalt Ihres Körpers wieder in Ordnung:
18 Warum Grapefruits basisch wirken
22 Säuernde und basische Nahrungsmittel
28 Basisch trinken
29 Basische Mineralsalze
30 Äußerliche Basenanwendungen

Inhalt

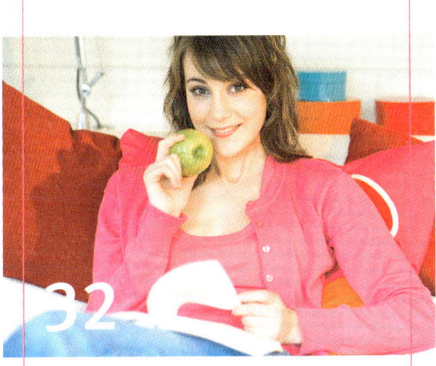

Schnelle Hilfe bei häufigen Beschwerden

Mit der Basen-Soforthilfe können Sie Ihr Wohlbefinden rasch wieder herstellen:

- 35 Blähungen
- 45 Akuter Durchfall
- 47 Verstopfung
- 70 Nacken- und Rückenschmerzen
- 74 Erschöpfung und Energiemangel
- 78 Kopfschmerzen und Migräne
- 95 Erkältung, akuter grippaler Effekt

SPECIAL

- 27 Intensiv-Entsäuerung: Eiweißfasten nach Prof. Wendt
- 34 Die 13 Regeln der basischen Ernährung
- 52 Chronisch entzündliche Darmerkrankungen (CED)

- 37 Reizmagen/Magenschleimhautentzündung
- 40 Darmstörungen/-entzündungen
- 42 Reizdarm
- 45 Akuter Durchfall
- 47 Verstopfung
- 49 Leber- und Gallebeschwerden

Stoffwechsel
- 53 Erhöhte Harnsäurewerte und Gicht
- 56 Gestörter Fettstoffwechsel, erhöhte Cholesterinwerte
- 58 Übergewicht
- 61 Diabetes mellitus Typ 2

Bewegungsapparat
- 63 Muskel- und Gelenkbeschwerden
- 65 Osteoporosevorbeugung und Osteoporose
- 67 Rheuma
- 70 Nacken- und Rückenschmerzen
- 71 Fibromyalgie

Nerven und Psyche
- 74 Erschöpfung, Energiemangel
- 76 Niedergedrückte Stimmung und depressive Verstimmung
- 78 Kopfschmerzen und Migräne
- 81 Schlafstörungen
- 83 Konzentrationsschwäche und Nervosität

Herz-Kreislauf-System/Durchblutung
- 85 Bluthochdruck
- 87 Niedriger Blutdruck
- 89 Eisenmangel und Blutarmut (vorbeugen)

Haut
- 91 Hautprobleme
- 94 Cellulite

Inhalt

95 **Immunsystem und Atemwege**
95 Erkältung, akuter grippaler Infekt, Infektanfälligkeit und Abwehrschwäche
97 Akute Herpesinfektion

100 **Frauenbeschwerden**
100 Blasenkatarrh, Blasenentzündung
102 Prämenstruelles Syndrom (PMS) und Menstruationsbeschwerden
105 Wechseljahrsbeschwerden
107 Endometriose
108 Myome

110 **Rezepte aus der Basenküche**
111 Gesunde Basenernährung als Medizin

112 **Frühstück**
112 Basen-Frühstück
112 Buchweizenfrühstück
113 Amarant-Soja-Frühstück
113 Pikanter basischer Brotaufstrich
114 Tofu-Aufstrich
114 Selbst gemachte Himbeermarmelade
115 Basischer Molkedrink
115 Sojamilch mit frischen Früchten

116 **Salate**
116 Chicorée-Salat
116 Brokkoli-Salat mit Birnen in Joghurt-Dressing
117 Chinakohl mit Orangenfilets
117 Leichter Kartoffelsalat
118 Salat von frischen Sprossen mit Radieschen-Vinaigrette
119 Rettichsalat mit Radieschen

120 **Suppen**
120 Klassische Basenbrühe aus Wurzelgemüse

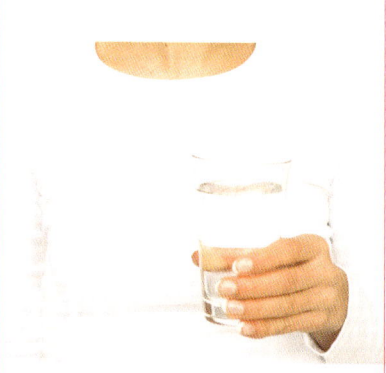

Schüßler-Salze richtig nutzen

Unterstützen Sie den Organismus beim Wechsel vom sauren in den basischen Bereich mit den Mineralsalzen nach Dr. Schüßler:
Nr. 1 gegen Bindegewebsschwäche und Kreuzschmerzen (S. 70)
Nr. 2 zur Osteoporosevorbeugung (S. 66, 105)
Nr. 3 gegen Eisenmangel (S. 89), die »heiße 3« bei Erkältungen (S. 96)
Nr. 4 fördert die Ausscheidung (S. 41)
Nr. 5 – das Nervenmittel (S. 75, 83)
Nr. 6 unterstützt die Leber (S. 46, 50)
Nr. 7 reguliert den Fettstoffwechsel (S. 56), löst Spannungen (S. 81), die »heiße 7« bei Menstruationskrämpfen (S. 104)
Nr. 8 zur Infektionsabwehr (S. 98)
Nr. 9 hilft bei Sodbrennen (S. 38), Gelenkbeschwerden (S. 63, 68) und unterstützt die Fettverbrennung (S. 59)
Nr. 10 bindet und neutralisiert Säuren (S. 36, 50)
Nr. 11 ist das Schönheitssalz (S. 92)

INHALT

Die tollen Knollen

Sellerie, Topinambur, Kartoffeln & Co. sind wahre »Bodenschätze«, weil sie so reich an basischen Mineralien sind:

- 26 Selleriebrühe, Kartoffeltag
- 38 Kartoffelsaft
- 46 Gekochte Karotten – Wohltat für den Darm
- 59 Basenklassiker zum Abnehmen: Pastinake, Petersilienwurzel, Schwarzwurzel und Steckrüben
- 96 Winterrettich bei Husten und Bronchitis
- 119 Rettich – der Universalentschlacker
- 136 Topinambur – die Schlankmacherknolle

120 Tomaten-Gemüsesuppe
121 Express-Kartoffelsuppe
121 Orangen-Karotten-Suppe
122 Topinambursuppe
122 Asiatische Kohlsuppe
123 Suppe mit Süßkartoffeln
123 Rote-Bete-Suppe
124 Blumenkohlsuppe mit Esskastanien
124 Basische Miso-Suppe

125 **Gemüse und Hauptgerichte**
125 Schnelles Basengemüse
125 Mangoldeintopf
126 Gemüseragout im Wok
126 Kräuter-Ratatouille
127 Spargel mit jungen Kartoffeln
127 Kerbelsauce
128 Würziger Wirsing
128 Maronengemüse
129 Schwarzwurzelgemüse
129 Schnelles Zucchinigemüse
130 Pastinakengemüse
130 Steckrübengemüse
131 Lauwarmes Karotten-Fenchel-Gemüse mit Sesam
131 Indisches Blumenkohlgemüse
132 Knusprige Kartoffelbratlinge
132 Klassische Bircher-Kartoffeln
133 Ofenkartoffeln mit Tomatensauce und Salat
133 Kartoffeln mit basischer Füllung
134 Kartoffelauflauf mit Rote Bete
134 Avocadocreme
135 Kartoffeln mit frischer Kräutersauce
136 Topinambur, gebraten
137 Fisch mit Gemüsepäckchen
138 Buchweizen mit Basengemüse
139 Basische Snacks und Getränke

140 **Sachverzeichnis**

Liebe Leserin, lieber Leser,

zum Thema Säure-Basen-Haushalt und basenreiche Ernährung gibt es sehr viele Veröffentlichungen und Bücher, die in der Regel jedoch recht allgemein geschrieben sind. Aber was ist, wenn Sie gezielt zu einem Beschwerdebild oder einer Krankheit ganz konkret die basischen Nahrungsmittel und Ernährungshinweise suchen, die speziell bei Ihrem gesundheitlichen Problem helfen und Ihre Gesundheit wieder in Balance bringen können? Das finden Sie erstmals in diesem Buch: basische Ernährung – maßgeschneidert. Spezielle Basen-Tipps gezielt für eine Vielzahl von Beschwerden, in zwei Schritten für die Soforthilfe und die dauerhafte Umstellung.

Unsere heutige Lebensweise macht es uns nicht gerade leicht, den Säuren-Basen-Haushalt und Stoffwechsel im Gleichgewicht zu halten: Basenarme Ernährung, Mangel an Bewegung und chronischer Stress führen zu einer Übersäuerung und Überlastung des Organismus und rufen gesundheitliche Störungen hervor.

Der Übersäuerungsprozess verläuft schleichend. Erste, unspezifische Beschwerden reichen von Nervosität und Energiemangel, Verdauungsstörungen, Schmerzen in Muskeln und Gelenken bis hin zu Gewichtszunahme und Flüssigkeitseinlagerungen, ohne dass dabei Arzt und Patient immer den Zusammenhang mit dem gestörten Säure-Basen-Haushalt erkennen und eine klare Diagnose finden. Auch chronische Erkrankungen wie Rheuma, Gicht, Herz-Kreislauf-Erkrankungen und Diabetes gehen mit Übersäuerung einher und lassen sich durch basische Ernährung positiv beeinflussen.

Basische Ernährung entlastet den gesamten Stoffwechsel, reduziert die Erkrankungshäufigkeit von Herz-Kreislauf-Erkrankungen und chronischen Erkrankungen, vermutlich auch von Krebs. Mit dem hohen Gehalt an basischen Mineralien, Vitaminen, Radikalenfängern und Omega-3-Fettsäuren ist die Basenkost sehr gesund und fördert das Wohlbefinden.

So können beispielsweise mit maßgeschneiderter, basenüberschüssiger Ernährung die Medikamente bei Rheumatikern in vielen Fällen reduziert werden. Durch die basische Ernährung werden die im Bindegewebe abgelagerten Stoffwechselprodukte und Säuren mobilisiert. Wenn die Übersäuerung beseitigt ist, fühlen wir uns wieder wohl in unserer Haut.

Maria Lohmann

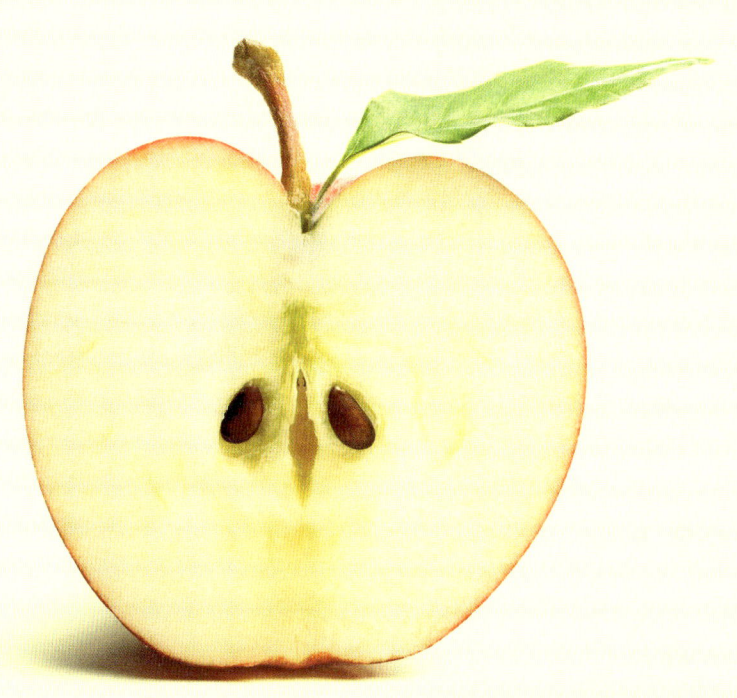

Der Säure-Basen-Haushalt

Ein ausgeglichener Säure-Basen-Haushalt gilt als Barometer für die Gesundheit. Als Ausgangspunkt für die Entstehung vieler Krankheiten wird eine Dysbalance im Sinne einer Übersäuerung gesehen.

DER SÄURE-BASEN-HAUSHALT

Wie Säuren entstehen

» Normalerweise verfügt unser Körper über ein ausgeklügeltes System, um Säuren, die uns belasten, schnell wieder loszuwerden. Doch für viele von uns ist es heute Alltag, dass sich in ihrem Körper Säuren im Übermaß ansammeln und dann nicht mehr richtig ausgeschieden werden können. Bei jedem Menschen bilden sich im Rahmen der verschiedenen Stoffwechselvorgänge unentwegt Säuren: So entstehen Kohlensäure bei der Atmung, Aminosäuren beim Aufspalten der Nahrung, Milchsäure bei schwerer Muskelarbeit und Harnsäure beim Abbau von Körperzellen. Normalerweise wird der Organismus mit diesen Säuren problemlos fertig; er neutralisiert sie im Blut, Darm, Nieren und über die Haut. Wenn allerdings, etwa durch langjährige Fehlernährung oder Stressreaktionen, zu viele Säuren anfallen, sind die Reserven zur Neutralisation der Säuren irgendwann aufgebraucht. Denn um Säuren ausscheiden zu können, muss der Körper sie an Basen binden. Bei einer chronischen Säurebelastung benutzt er seine Basenreserven zum Ausgleich. Die Vorräte von Natrium, Kalzium, Magnesium, Eisen und Kalium gehen bei einer Übersäuerung nach und nach verloren und werden für die Bindung von Säuren herangezogen.

Wie kommt es zur Übersäuerung?

» Sind zu wenig basisch wirkende Stoffe in der Nahrung enthalten und die Pufferkapazitäten des Blutes erschöpft, bleiben Säuren im Körper einfach liegen. Sie werden hauptsächlich im Binde- und Fettgewebe deponiert, um den Organismus zu entlasten. Sind auch diese Speicher überfüllt, werden im nächsten Schritt Muskeln, Sehnen und Gelenke als Zwischenlager herangezogen.

Folge ist eine schleichende Übersäuerung des Gewebes. Dieser auch als latente Azidose bezeichnete Zustand stört die natürlichen Verhältnisse im Bindegewebe, beeinträchtigt die Versorgung mit Sauerstoff und Nährstoffen und kann verschiedenste Beschwerden hervorrufen.

> ### INFO
> #### Folgen chronischer Übersäuerung
> Naturheilkundliche Experten gehen davon aus, dass viele Zivilisationskrankheiten wie Rheuma, Schlaganfall, Herzinfarkt oder Osteoporose mit einer chronischen Übersäuerung des Organismus einhergehen. Sogar für einen Zusammenhang mit Krebs finden sich Hinweise.

Das Problem der Gewebeübersäuerung gewann erst an Bedeutung nach dem 2. Weltkrieg, seitdem wir große Mengen an tierischem Eiweiß zu uns nehmen. Ein weiterer Grund für chronische Übersäuerung ist die zunehmende Lebenserwartung in den westlichen Industrieländern, da die Nierenleistung und damit die Fähigkeit, Säuren auszuscheiden, bei älteren Menschen nachlässt.

So ist es kein Zufall, dass der große Säureforscher Dr. Friedrich F. Sander ausgerechnet in der Zeit um 1950 beschrieb, wie stark Säuren unseren Körper belasten. Auf ihn geht der Begriff »latente Azidose« zurück. In diesem Zustand sind die basischen Pufferreserven im Blut teilweise reduziert, ohne dass schon messbare Veränderungen des pH-Wertes nachweisbar sind.

Das Gewebe wird sauer

» Bei permanenter Säurebelastung sind alle Mineralreserven bald aufgebraucht. Jetzt passiert zweierlei: Einerseits muss der Körper nun seinen Knochen und Muskeln die gespeicherten basischen Mineralien (Magnesium, Kalzium) entziehen, um die überschüssigen Säuren zu binden. Für die Knochenstabilität kann das sehr ungünstig sein.

Andererseits ist der Körper jetzt gezwungen, überschüssige Säuren und Stoffwechselrückstände aus dem Säuren-Basen-Stoffwechsel in den kollagenen Fasern des Bindegewebes und im Fettgewebe als »Sondermüll« zu parken. Folge ist eine enorme Gewebesäuerung. Der ehemals neutrale bis leichte basische pH-Wert des Gewebes sinkt allmählich, d. h. er wird sauer. Die natürlichen Verhältnisse im Bindegewebe werden nachhaltig gestört, die Versorgung mit Sauerstoff und Nährstoffen der Zellen und des Gewebes beeinträchtigt. Säurehaltige Ablagerungen behindern die Ernährung und innere Reinigung der Zellen. So geraten viele wichtige Prozesse ins Stocken. Auf Dauer machen die überschüssigen Säuren die Bindegewebsfasern und die Zellen starr und hart, vergleichbar einem schwer beweglichen Panzer.

Das Bindegewebe: Vernetzung zwischen den Zellen

Das Bindegewebe ist weit mehr als nur ein Stützgewebe, wie man in der Schulmedizin lange fälschlicherweise angenommen hatte, sondern es macht ein Großteil des gesamten Organismus aus und steht in Beziehung mit jeder Zelle. Dort ist es zuständig für Ernährung der Zellen und die Kommunikation untereinander. Nach den Untersuchungen des Säureforschers Sander gehen alle chronischen Erkrankungen mit einer Übersäuerung des Bindegewebes einher.

DER SÄURE-BASEN-HAUSHALT

Wie Säuren im Körper entstehen.

Säuren im Organismus	Herkunft/Ursachen
Kohlensäure	bei der Atmung bei der Energiegewinnung von Nahrung
Harnsäure	beim Abbau von Körperzellen durch purinreiche Ernährung (siehe S. 55)
Aminosäuren	bei der Verstoffwechselung der Nahrung
Milchsäure	bei schwerer Muskelarbeit und Sport
Fettsäuren wie Arachidonsäure	durch die Ernährung: v. a. rotes Fleisch, Wurst, Innereien, fetter Käse (siehe S. 69)
schwefelhaltige Säuren	durch Ernährung: - in schwefelhaltigen Aminosäuren tierischer Lebensmittel - Hülsenfrüchte - geschwefelte Trockenfrüchte - Kartoffelerzeugnisse - Schwefel als Zusatzstoff in Wein
phosphathaltige Säuren	durch Ernährung: Schmelzkäse, Fleisch, Wurst, Brühwürste, Cola
Gerbsäuren	Kaffee, Tee
Stresssäuren	Säurebildung durch Stress, der für Aktivität und Anspannung zuständige Sympathikus ist ständig im Einsatz, erhöhte Produktion von Adrenalin
Gärungssäuren	durch ein gestörtes Verdauungssystem durch stark säurelastige Ernährung

Der pH-Wert zur Bestimmung der Säurelast

» Der pH-Wert (potentia hydrogenii = Anzahl der Wasserstoffatome) ist eine Maßzahl für die Säurestärke. Er dient als Formel, ob eine Lösung basisch, sauer oder neutral reagiert. Die Skala weist Werte zwischen 0 und 14 auf (7 = neutral, 1 bis 7 sauer und 7 bis 14 basisch). Je kleiner also der pH-Wert, desto saurer ist eine Lösung.

Die meisten biochemischen Stoffwechselvorgänge erfordern ein spezielles Milieu. So besitzt der Magen einen extrem sauren

pH-Werte im Körper.

Körperflüssigkeit	pH-Wert	
Blutplasma	7,35 bis 7,45	schwach basisch
Speichel	6,8 bis 7,0	nahezu neutral
Magensaft	1,2 bis 3,0	stark sauer
Gallensaft Bauchspeicheldrüsensekret	6,5 bis 8,5 7,5 bis 8,8	basisch
Dünndarmsekret	8,0	basisch
Körperzellen	6,8 bis 7,2	nahezu neutral bis schwach basisch
Bindegewebe	7,0 bis 7,1	neutral bis leicht basisch
Urin	5,5 bis 7,0	sauer bis neutral

pH-Wert. Das ist wichtig, denn mit der Säure lassen sich Bakterien unschädlich machen und Eiweiße spalten. Im Dünndarm verändert sich dann das Milieu in Richtung alkalisch. In dieser Umgebung können die Verdauungssäfte am besten arbeiten.

Das Blut selbst verträgt am wenigsten Schwankungen. Es muss sehr stabil in einem leicht alkalischen pH-Bereich in den Grenzen zwischen 7,35 und 7,45 gehalten werden, sonst drohen schwere gesundheitliche Störungen.

Wie lässt sich der Säure-Basen-Haushalt messen?

» Da Säuren über den Urin ausgeschieden werden, zieht man als einfache Messmethode den pH-Wert des Urins heran. Diese Methode mit Teststreifen ist jedoch nur eine grobe Orientierung, denn sie liefert keine genaue Aussage zum Gesamtzustand des Körpers, weil nur die freien Säuren erfasst werden. Diese machen aber nur einen kleinen Prozentsatz aus, der überwiegende Teil der Säuren verlässt den Körper in gebundener Form. Auch über den Darm, die Lunge und die Haut werden Säuren ausgeschieden. Letztendlich ist entscheidend, wie viele Säuren im Bindegewebe zwischengelagert sind.

Die Messungen des Urin-pH-Wertes sagen also wenig über den Säurezustand im Bindegewebe und in den Zellen aus. Eine genauere Aussage kann eine spezielle Untersuchung der Pufferkapazitäten im Blut (nach Jörgensen) liefern.

> **INFO**
>
> **Der pH-Wert des Urins**
>
> Der pH-Wert des Urins ist stark von der Ernährung abhängig. Morgens ist der Urin meistens sauer, weil der Stoffwechsel über Nacht viele saure Stoffwechselprodukte ausfiltert. Im Laufe des Tages sollten die Werte idealerweise einen pH von 7 (= neutral) erreichen. Liegt der pH-Wert ständig im sauren Bereich, kann dies auf eine Blockade im Säure-Basen-Haushalt hinweisen. In diesen Fällen sollte die Ernährung umgestellt und bevorzugt basische Lebensmittel auf dem Speiseplan stehen.

Überlastung der Puffersysteme

» Damit alle Stoffwechselvorgänge im Organismus störungsfrei ablaufen können, muss es dem Körper gelingen, das innere Milieu stabil zu halten – auch wenn er permanent von außen mit wechselnden Mengen und unterschiedlicher Zusammensetzung der Nahrung konfrontiert wird.

Der Körper verfügt dazu über eigene Regulationsmechanismen: So wird das dynamische Gleichgewicht zwischen Säuren und Basen über die Puffereigenschaften des Blutes und der Gewebe, den Gasaustausch in der Lunge sowie die Ausscheidungsmechanismen der Niere und auch der Haut beeinflusst.

Der Körper, allen voran die Nieren, versuchen bei einem Übermaß an Säuren mit größter Anstrengung gegenzusteuern, solange es geht. Die schleichenden Veränderungen können über Jahre unbemerkt bleiben. Langfristig kann der Körper aber nicht alles kompensieren. Das ist der Beginn, wenn die ersten Symptome auftreten, für die zunächst oft keine Diagnose zu finden ist.

Typische Beschwerden

» Zu viele Säuren im Körper wirken sich negativ auf unseren Organismus aus. Speziell Knochen, Bindegewebe und Muskulatur leiden unter zu viel Säure. Das Spektrum der Beschwerden ist groß. Frühe oder späte Zeichen der Überlastung sind beispielsweise Schlafstörungen, Kopfschmerzen, Kraftlosigkeit, Nervosität, Abwehrschwäche, bleierne Müdigkeit, Erkältungsneigung, Leistungsabfall, Antriebsschwäche, Konzentrationsschwäche, Anfälligkeit für Rückenschmerzen sowie Haarausfall.

Wie sich eine chronische Übersäuerung auf den Körper auswirkt.

Organ/Körperfunktion	Folgen einer chronischen Übersäuerung
Blut	zäherer Blutfluss infolge der Übersäuerung (»Geldrollenphänomen« der roten Blutkörperchen)
Blutdruck/Durchblutung	kalte Hände und Füße Puls und Blutdruck erhöht von Säuren und Schadstoffen belastetes Gewebe wird schlechter durchblutet
Herz	verschlechterte Funktionsleistung des Herzens ein Herzinfarkt wird von einer starken Übersäuerung begleitet
Psyche/Stimmung	angespannt, nervös, unruhig, gestresst, schlechte Laune, Lustlosigkeit, »sauer« Ungleichgewicht des vegetativen Nervensystems: Aktivierung des Sympathikus, keine völlige Entspannung möglich
Nervensystem	Säuren »zerren« an den Nerven und rufen an Nervenenden Schmerzsignale hervor Kopfschmerzen, Nervenschmerzen Aktivierung des Sympathikus
Schlaf	unruhiger Schlaf, unausgeruht am Morgen, keine vollständige Erholung möglich
Konzentration	kraftlos, wie ausgelaugt, längere Konzentration fällt schwer
Darm	Übersäuerung belastet die Verdauungsorgane und verschlechtert die Verdauungsleistung Fäulnis und Gärung durch Verstopfung Durchfall möglich als Reaktion auf übersäuerten Nahrungsbrei
Magen	Sodbrennen, Aufstoßen, Magendrücken
Stoffwechsel	Blutzuckerschwankungen Blutzucker erhöht, ggf. auch erhöhter Insulinspiegel
Gelenke	Ablagerungen, eingeschränkte Beweglichkeit, Schmerzen
Knochen	Knochenentkalkung, Osteoporose
Zähne	Zahnschädigung, angegriffener Zahnschmelz, Karies, Neigung zu Zahnfleischbluten

Organ/Körperfunktion	Folgen einer chronischen Übersäuerung
Muskeln	Verspannungen und Übersäuerungsschmerzen (»Wo Säure ist, da sind auch Schmerzen«)
Haare und Nägel	brüchig, entmineralisiert verminderter Haar- und Nagelwuchs
Haut	grobe Poren, unreine oder fettige Haut, fahle Gesichtsfarbe vermehrte Faltenbildung Cellulite
Immunsystem	anfällig für Infekte, Entzündungen, Allergien, geschwächtes Immunsystem
Körpergewicht	Wassereinlagerungen Säuren binden überflüssige Pfunde
Bindegewebe	überschüssige Säuren machen das Bindegewebe starr und verhärten es

Die positiven Auswirkungen der Basenernährung

» Können wir diese Beschwerden wieder loswerden oder zumindest lindern? Ja, basische Ernährung ist eine zuverlässige und einfache Methode, um den Körper wirkungsvoll und nachhaltig zu entlasten. Von einem ausgeglichenen Säure-Basen-Haushalt profitieren alle: Ob Sportler, Patienten mit Nierenerkrankungen, Rheuma, Arthrose oder Fibromyalgie – eine Entsäuerung entzieht vielen Beschwerden die krankmachende Grundlage. Gesunde basische Ernährung verbessert den Stoffwechsel, stärkt das Immunsystem und kann sogar den Insulinstoffwechsel normalisieren. Durch die richtige Ernährung kann sich selbst der Zustand der Blutgefäße wieder bessern.

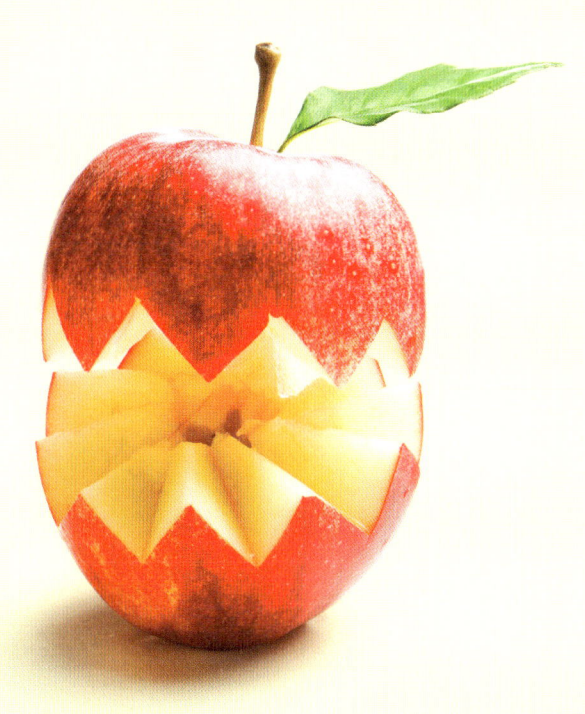

Die Welt der Basenernährung

Wer die Chance nutzt, den Körper entsäuert und gezielt mit Basen versorgt, fühlt sich nach kurzer Zeit spürbar besser und blüht regelrecht auf.

Unsere Entsäuerungssysteme

» Der menschliche Körper verfügt über verschiedene Entsäuerungssysteme: Niere, Darm, Lymphe, Leber, Haut und Lunge. Um den Körper zu entsäuern und den Säure-Basen-Haushalt zu harmonisieren, müssen wir diese Wege der Entsäuerung und Entgiftung ausnutzen. Dazu stehen viele Bausteine zur innerlichen oder äußerlichen Anwendung zur Verfügung, die wir individuell einsetzen können. Über eine basenreiche Ernährung können wir insbesondere Niere, Darm und Leber aktivieren. Mit basischen Bädern lässt sich die Ausscheidung der Haut anregen und über die Bewegung mit tiefem Atmen das Abgeben von Säuren über die Lunge sowie die Anregung des Lymphflusses.

Warum Grapefruits basisch wirken

» Bei der Beurteilung des Säuregehaltes können wir uns nicht auf unseren Geschmack verlassen: So schmeckt Cola sehr süß, hat aber einen sauren pH-Wert von 3. Umgekehrt glauben viele Menschen, dass alle Speisen, die sauer oder säuerlich schmecken, auch säuernd auf den Säure-Basen-Haushalt wirken. Das Gegenteil ist der Fall: Früchte wie z. B. Grapefruits oder Äpfel reagieren, sobald sie sich im Körper befinden, basisch und wirken somit positiv ausgleichend auf den Säure-Basen-Haushalt. Außerdem gilt, je mineralienreicher ein Nahrungsmittel, desto besser für den Säure-Basen-Haushalt. Befindet sich der Körper bereits in einer sauren Stoffwechsellage, so ist für eine Entsäuerung das Verhältnis 80 % basenspendende und 20 % säurespendende Lebensmittel ideal (diese Verteilung wurde von dem Säure-Basen-Experten Ragnar Berg entwickelt).

Beim Studium über den Säure-Basen-Haushalt werden Sie möglicherweise über unterschiedliche Angaben zum Säure-Basen-Potenzial eines Nahrungsmittels stolpern. Tatsächlich existieren keine einheitlichen Angaben. Dazu muss man wissen, dass Nahrungsmittel keine fixe Größe sind mit immer gleich bleibenden Inhaltsstoffen – insbesondere des Mineralgehaltes.

Und nicht zuletzt ist entscheidend, wie die Nahrungsmittel im Organismus aufgenommen und verstoffwechselt werden. Ein gutes Beispiel dafür ist Zucker. Er enthält zwar kaum Säuren bzw. wird in manchen Tabellen als neutral eingestuft, belastet den Körper aber bei seiner Umwandlung im Stoffwechsel mit Säuren. Säureforscher haben heute vor allem isolierte Kohlenhydrate wie weißen Zucker oder Weißmehl

> INFO
>
> ### Wovon hängt die Basenwertigkeit ab?
>
> Die Basenwertigkeit unserer Lebensmittel hängt wesentlich von den Anbaubedingungen, von Bodenqualität, Erntezeitpunkt und Lagerung ab. Das ist der Grund, warum am Baum oder Strauch reif geerntete Früchte von hoher Basenqualität sind; unreife Früchte dagegen sauer. Auch die Zubereitungsart spielt eine Rolle. Dämpfen oder andere schonende Zubereitungsarten sind günstiger als langes Kochen, Panieren oder Frittieren, bei denen viele Mineralstoffe verloren gehen.

im Verdacht, die Übersäuerung des Gewebes zu beschleunigen.

Das Säurepotenzial ist nicht das einzige Kriterium!

Doch das Säurepotenzial ist nicht das einzige Kriterium, um die Wertigkeit eines Nahrungsmittels zu beurteilen. Aus ernährungswissenschaftlicher Sicht sind Vollkornprodukte wegen ihrer wertvollen Inhaltsstoffe immer Auszugsmehlen vorzuziehen und bekommen deshalb eine neutrale oder positive Bewertung. Um die Basen-Balance zu halten, sollten Vegetarier aber öfter mal Getreide gegen Kartoffeln austauschen oder mit viel frischem Gemüse zubereiten.

Außerdem müssen wir unseren Eiweißbedarf decken. Nicht nur ältere Menschen sollten darauf achten, für die Erhaltung ihrer Muskulatur und Stabilität der Knochen genügend Eiweiß aufzunehmen. Eiweiß braucht der Körper als Baustein für Zellen, Enzyme sowie Abwehrstoffe gegen Krankheitserreger. Aus ernährungsmedizinischer Sicht sind deshalb Fleisch und Käse sinnvoll, weil sie viele wertvolle Nährstoffe liefern wie Zink, Eisen und Kalzium. Es kommt eben auf die richtige Menge und Kombination an.

Öle – natürlich basisch und neutral

» Kalt gepresst und nicht raffiniert – so sollen die pflanzlichen Öle für die basische Küche sein. Tierische Fette sind dagegen mit Vorsicht zu genießen, da sie sehr säuernd wirken. Sehr wertvoll sind pflanzliche Omega-3-Fettsäuren, die entzündungshemmende und stoffwechselregulierende Eigenschaften besitzen. Leinöl ist die beste pflanzliche Quelle für Omega-3-Fettsäuren. In ihm wie auch in Rapsöl und Walnussöl finden sich Alpha-Linolensäure, aus der der Körper die Omega-3-Fettsäuren aufbauen kann. Weitere wertvolle Quellen an pflanzlichen Ölen sind Leinsamen, Walnüsse, Weizenkeimöl und Sojaöl. Olivenöl, das einfach ungesättigte Fettsäuren enthält, hat übrigens einen niedrigeren Gehalt an Omega-3-Fettsäuren, ebenso wie Sonnenblumen- und Maiskeimöl.

Basenreiche Ernährung in vielen Variationen

» Eine gesunde Säure-Basen-Balance im Körper wieder herzustellen, dauert seine Zeit. Dennoch können Sie sich mit bestimmten, individuell auf Ihre Beschwerden abgestimmten Nahrungsmitteln schnell persönlich besser fühlen. In diesem Buch bekommen Sie Vorschläge für hochwertige Basen als Sofortprogramm zur Neutralisation und zur dauerhaften Umstimmung.

Auch Variationen wie eine basische Trennkost sind sehr gesund, stabilisieren den Stoffwechsel und machen eine Gewichtsreduktion leicht. Das Prinzip der Trennkost geht zurück auf den amerikanischen Arzt Dr. William H. Hay: Eiweiß und Kohlenhydrate stören sich gegenseitig bei der Verdauung, werden nicht in einer Mahlzeit zusammen gegessen, können aber mit anderen neutralen Nahrungsmitteln kombiniert werden. Ein gutes Beispiel für basische Trennkost ist eine große Portion Gemüse (¾) mit einer kleinen Portion gegrilltem Fisch (¼).

Tipp
Welche Variante der Basenernährung Sie auch wählen: Durch die Entlastung des Gewebes von Säuren mit basischer Ernährung entfaltet sich immer eine regenerierende und vitalisierende Wirkung. Beschwerden wie Abgeschlagenheit, Verspannungen oder Rückenschmerzen verschwinden.

Ein gestörter Säure-Basen-Haushalt beeinträchtigt unser gesamtes Befinden, bringt Stoffwechselvorgänge durcheinander und die Vorgänge in jeder einzelnen Körperzelle. Umso wichtiger ist es deshalb, mit guter Ernährung eine solide Säure-Basen-Balance herzustellen. Idealzustand: 80 % basische Nahrung und 20 % säurebildende Nahrungsmittel.

Die Tabelle auf S. 22–23 gibt Ihnen einen Überblick über das Säure-Basen-Potenzial wichtiger Lebensmittel.

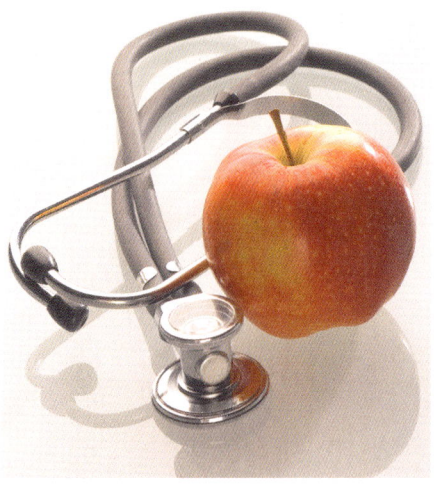

So funktioniert basenreiche Ernährung

» Basische Entlastungstage entlasten den Säure-Basen-Haushalt und den Stoffwechsel. Ideal sind Entlastungstage auch als Einstieg in eine basenreiche Ernährung. Das wirkt auf den Körper wie eine Umstellung, der Schalter wird umgelegt. Ideal ist eine Wochenend-Kur und besonders gut für die Basenbilanz ist ein regelmäßiger Basentag pro Woche. Den Wochentag legen Sie selbst fest, abhängig von ihren Aktivitäten. Der Montag ist übrigens für viele Menschen ein passender Tag, weil man meist nicht so viel vorhat und dem Körper möglicherweise nach einem Schlemmer-Wochenende eine Entlastung gut tut.

Die Stufen der Entsäuerung

Je nachdem, wie stark Ihre Beschwerden sind und wie lange sie schon bestehen, hängt es ab, welche Stufe der Entsäuerung für Ihre Situation die richtige ist. Es gibt die Möglichkeit der intensiven Entsäuerung bis hin zu einzelnen Entlastungstagen über die schonende Entsäuerung mit Umstellung zu basischer Ernährung.

- Intensiv-Entsäuerung (siehe S. 27)
- Basis-Basenwoche (folgt direkt)
- basische Entlastungstage (siehe S. 25)
- schonende Umstellung (wird jeweils beschwerdespezifisch beschrieben)

Basis-Basenwoche – 7 Tage intensiv entsäuern

» Den Säure-Basen-Haushalt zuerst entlasten und dann stabilisieren, das Bindegewebe wieder auf Vordermann bringen sowie einen idealen Start für einen gesunden Neuanfang – das alles schafft die einwöchige Entsäuerungskur mit einer sofortigen Reduktion von tierischem Eiweiß auf ein Minimum. Sie werden außerdem die Erfahrung machen, wie angenehm Basenernährung schmeckt und wie gut Sie sich dabei fühlen. Natürlich spricht nichts dagegen, wenn Sie die Basis-Basenwoche noch eine Woche länger ausdehnen möchten.

Trinken Sie pro Tag etwa 2,5 Liter (stilles Wasser, Entsäuerungstee, siehe S. 28).

Gemüsebrühe, Gemüse und reifes Obst können Sie in dieser Woche so viel zu sich nehmen, wie Sie mögen.

So ist sichergestellt, dass Sie trotz intensiver Entlastung des Stoffwechsels und Entsäuerung keinen Hunger haben werden. Achten Sie bei Obst und Gemüse darauf, dass es aus der Region stammt, idealerweise Bioware. Das verstärkt abermals den Entgiftungsprozess.

Tipp
Bei hartnäckigen oder chronischen Beschwerden empfehle ich zwei- bis viermal pro Jahr eine Basenwoche.

Säuernde und basische Nahrungsmittel (Auswahl).

Lebensmittelgruppe	stark basisch
Gemüse	Karotten, Topinambur, Petersilienwurzel, Sellerie, Fenchel, grüne Bohnen, Weißkohl, Wirsing, Blumenkohl, Grünkohl, Rotkohl, Kohlrabi, Spinat, Rote Bete, Auberginen, Zucchini, Kürbis, Tomaten, Radieschen, Rettich, Artischocke
Salat	Salat mit Bitterstoffen, wie Radicchio, Chicorée, Endivie Feldsalat, Kopfsalat, Rucola, frische Sprossen
Kräuter und Gewürze	Petersilie, Dill, Schnittlauch, Lorbeer, Majoran, Estragon, Thymian, Oregano, Basilikum, Brunnenkresse, Meerrettich, Ingwer, Nelken, Muskatnuss
Kartoffeln und Hülsenfrüchte	Pellkartoffeln, Bircher-Kartoffeln
Obst	frisches reifes Obst, wie z. B. Äpfel, Birnen, Brombeeren, Ananas, Aprikosen, Bananen, Erdbeeren, Himbeeren, Johannisbeeren, Kirschen, Pfirsiche, Stachelbeeren, Trauben
Milchprodukte Sojaprodukte	
Süßes Nüsse	Feigen, Datteln, Rosinen Maronen, Melasse, Mandeln, Haselnüsse, Sesam
Getreide, Koch- und Backzutaten	Sojamehl, Sojabrot, Sojabohnen
Fleisch und Wurstwaren	
Meeresfrüchte	
Getränke	Tee, z. B. Fenchel, Kümmel, Anis, Lindenblüten, Schafgarbe, Salbei, Melisse, Pfefferminze, frische Gemüse- und Obstsäfte wie Möhrensaft, Tomatensaft, Apfelsaft, Brombeersaft, Himbeersaft, Heilwässer mit hohem Anteil an Kalzium

BASIS-BASENWOCHE – 7 TAGE INTENSIV ENTSÄUERN

schwach basisch/neutral	schwach sauer	stark sauer
Brokkoli, Spargel, Zwiebeln, Oliven, Erbsen, Lauch, Paprikaschoten, Pilze, Schwarzwurzeln, Gurken	Rhabarber, Rosenkohl	Gemüse aus Konserven
Eisbergsalat		
weiße Bohnen	Hülsenfrüchte: Erbsen, Linsen, Kichererbsen, Hirse	Pommes frites
Heidelbeeren, Wassermelonen, Zitronen, Orangen		
Tofu, Sojamilch, Sojanudeln, Molke, Kefir, Buttermilch, Naturjoghurt, Frischkäse	frische Milch, Sauerrahm, frische Sahne, Butter, Weichkäse, Joghurt	Quark, Camembert, Gouda, Parmesan, Cheddar, Schmelzkäse, Scheiblettenkäse
selbst gemachte Früchte-Marmelade, Honig	Bitterschokolade Walnüsse, Sandkuchen	Erdnüsse
Buchweizenmehl, Hirsemehl, Buchweizengrütze, Agar-Agar Leinöl, Rapsöl, Olivenöl, Sonnenblumenöl, Apfelessig, Balsamico	Brot, Knäckebrot, Buchweizen (Vollkorn), Haferflocken, Mais, Reis, Nudeln, Gelatine	Weißmehl, Backpulver, Eier, Eiernudeln, Mayonnaise
		Fleischbrühe, Innereien, Speck, Schmalz, Schinken, Salami, Corned Beef, Leberwurst
		Krabben, Ölsardinen, Lachs, Forelle
grüner Tee, Kräutertee, Kirschsaft, Ananassaft, Grapefruitsaft, Orangensaft, stilles Wasser, Kakao	Bier	Cola, Limonaden, Getränke mit Kohlensäure, Eierlikör

Die Welt der Basenernährung

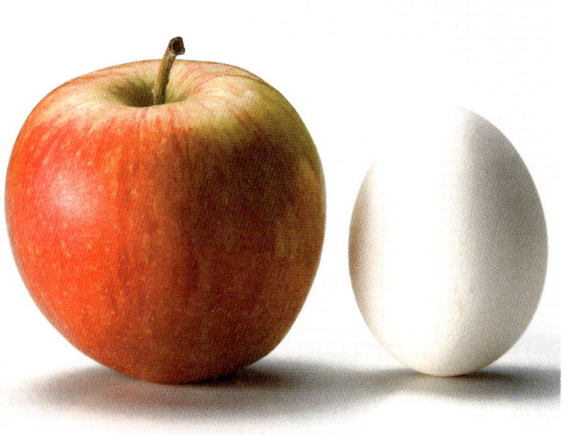

Mittwoch (dritter Tag)

- Basen-Frühstück, siehe S. 112
- Gemüseragout im Wok, siehe S. 126
- Asiatische Kohlsuppe, siehe S. 122

Donnerstag (vierter Tag)

- Basen-Frühstück, siehe S. 112
- Tomaten-Gemüsesuppe, siehe S. 120
- Kräuter-Ratatouille, siehe S. 126

Freitag (fünfter Tag)

- Buchweizenfrühstück, siehe S. 112
- Pellkartoffeln mit Rettichsalat, siehe S. 119
- Express-Kartoffelsuppe, siehe S. 121

Montag (erster Tag)

- Basen-Frühstück, siehe S. 112
- Kartoffeln mit schnellem Basengemüse, siehe S. 125
- Basische Miso-Suppe, siehe S. 124

Samstag (sechster Tag)

- Basen-Frühstück, siehe S. 112
- Buchweizen mit Basengemüse, siehe S. 138
- Rote-Bete-Suppe, siehe S. 123

Dienstag (zweiter Tag)

- Buchweizenfrühstück, siehe S. 112
- Ofenkartoffeln mit Tomatensauce und Salat, siehe S. 133
- Orangen-Karotten-Suppe, siehe S. 121

Sonntag (siebter Tag)

- Basen-Frühstück, siehe S. 112
- Bircher-Kartoffeln mit Avocadocreme, siehe S. 132, 134
- Topinambursuppe, siehe S. 122

1, 2 oder 3 basische Entlastungstage

» Bei einem gestörten Säure-Basen-Stoffwechsel ist es sinnvoll, als Einstieg zum Beispiel am Wochenende und/oder regelmäßig, einen Entlastungstag einzulegen. Das dient der spürbaren Entgiftung, Entlastung und der Anregung des Stoffwechsels. Entlastungstage helfen auch bei der Umstimmung auf Basenernährung und können ihr vorangehen. Dazu gibt es verschiedene Möglichkeiten, die nach Beschwerdebild, Verträglichkeit und Vorliebe ausgewählt werden können:

Basischer Entlastungstag, klassisch

Zum basischen Entlastungstag gehören die klassische Basenbrühe (oder Variationen davon), frische Kräuter, Kartoffeln und mild gedämpftes Gemüse mit dem basischen Hildegard-Gewürz Galgant. Davon können Sie so viel essen, wie Sie möchten.

Klassische Basenbrühe nach F. X. Mayr

800 g Gemüse der Saison, z. B. 200 g Karotten, 200 g Sellerie, 200 g Lauch und 200 g Petersilienwurzel, putzen, waschen und klein schneiden. Gemüse mit etwa 1,5 bis 2 Liter Wasser, 1 Lorbeerblatt und 2 EL Liebstöckel zum Kochen bringen, einmal aufkochen und ca. 25 Minuten leise köcheln bzw. ziehen lassen. Die Brühe durch ein Sieb abseihen, Gemüse ausdrücken. Brühe bei Bedarf mit wenig Muskatnuss und einigen Tropfen Leinöl verfeinern.

Oder probieren Sie folgende Variationen aus:

Basenbrühe mit Gemüsestreifen

Verwenden Sie 250–300 ml klare Basenbrühe als Grundrezept. Je nach Saison 1 Handvoll Gemüse auswählen wie Kohlrabi, Karotten, Fenchel, Zucchini, Spargel oder Zuckererbsen. Gemüse putzen, waschen und in Streifen schneiden und einige Minuten mitziehen lassen. Zuckererbsen 5 Minuten vor Garende dazugeben.

Basenbrühe mit Kartoffel und Kräutern

250–300 ml klare Basenbouillon erwärmen. Mit einer kleinen Pellkartoffel pürie-

> **INFO**
>
> **Viel trinken!**
>
> Zu den Entlastungstagen gehört immer viel Flüssigkeit dazu, wie z. B. Entsäuerungstee, Kräutertee und reines Wasser. Wenn Sie Tee kaufen, dann am besten aus Kräuter- oder Teeläden oder der Apotheke. Achten Sie darauf, dass dem Tee keine Aromazusätze beigegeben sind, denn selbst Tees können säuernd wirken. Bei Früchtetees wird das häufig durch den Zusatz von Ascorbinsäure (Vitamin C) und Zitronensäure hervorgerufen. Deshalb keine fertigen Teebeutel kaufen, lieber selbst mischen.

ren. 1 TL fein gehackten Kerbel und 30 g frische Sprossen, z. B. Alfalfa-Sprossen oder Kressesprossen, dazugeben und abschmecken.

Basenbrühe mit Kräutern und Sprossen

250–300 ml klare Basenbouillon erwärmen, 1 TL fein gehackte Kräuter wie Petersilie, Kerbel oder Majoran und 30 g frische Sprossen, z. B. Alfalfa-Sprossen oder Kressesprossen, dazugeben und abschmecken.

Selleriebrühe mit Liebstöckel

Ein Viertel Stück Sellerie schälen, putzen und in feine Streifen schneiden und in 250–300 ml Basenbouillon garen. Mit Liebstöckel und einer Prise Muskat abschmecken.

Basischer Suppentag

Basensuppe: Aus Kartoffeln, Lauch, Zwiebel, Sellerie, Möhren, Fenchel und ggf. Winterrettich eine Suppe zubereiten. Gemüse putzen, waschen und in kleine Würfel schneiden. Mit Wasser 20 Minuten köcheln lassen, mit frischen Kräutern und wenig Kräutersalz leicht würzen. Über den Tag verteilt essen.

Kartoffeltag

- Frühstück: 1 Stück gedämpftes Obst
- Mittags: 400 g Pellkartoffeln, Basensuppe, gedämpftes Gemüse
- Abends: 200 g Pellkartoffeln mit Leinöl und frischen Kräutern

Spargel-Kartoffeltag

- Frühstück: Buchweizen mit gedämpften Früchten der Saison (siehe S. 112)
- Mittags: Spargel mit jungen Kartoffeln (siehe S. 127)
- Abends: Spargelcremesuppe

Obsttag

- Frühstück: 1 Stück gedämpftes Obst
- Tagsüber: 1 kg Obst der Saison, an der Sonne gereift
- Abends: Basensuppe

Safttag

Verdünnen Sie 1,5 Liter frischen Gemüsesaft und 0,5 Liter frischen Obstsaft mit 1 bis 2 Litern Wasser. Trinken Sie den verdünnten Saft anstelle von 4 Mahlzeiten.

Tipp
Bei Gemüsebrühe, Gemüse, Wasser und Tee gibt es während der Entlastungstage keine Beschränkung.

Halbtageskur

Eine weitere, leicht umzusetzende Variante sind Halbtageskuren: Nehmen Sie bis mittags nur Obst oder nur Basenbrühe und -suppe zu sich. Wenn es Ihnen besser passt, können Sie die basische Zeit natürlich auch auf den Nachmittag verlegen.

Intensiv-Entsäuerung: Eiweißfasten nach Prof. Wendt

Das sogenannte Eiweißfasten beruht auf der Theorie des Mediziners Prof. Lothar Wendt, der bereits in den 1980er Jahren in seinem gleichnamigen Buch beschrieb, wie stark unser Bindegewebe mit tierischem Eiweiß überlastet ist. Der damit einhergehende Lymphstau und die Bildung von Entzündungsstoffen durch tierisches Eiweiß sind die Grundlage für vielerlei Beschwerden.

Die Eiweißabbau-Diät nach Wendt ist die Basis für einen gesunden Neuanfang. Dabei nimmt man vier Wochen lang kein tierisches Eiweiß zu sich, sondern hält sich an eine streng vegetarische Kost. So werden die überfüllten Eiweißspeicher nach und nach abgebaut. Diese Entsäuerungskur verbessert das Allgemeinbefinden, macht fit, stärkt das Abwehrsystem und hilft bei einer Vielzahl von Beschwerden.

Auf tierische Produkte verzichten

Pflanzliche Nahrungsmittel spielen die Hauptrolle, auf tierische Produkte wird in dieser Zeit verzichtet, auch Fisch, Eier, Milch und Milchprodukte (wie Käse, Joghurt, Quark) sind gestrichen. Wegen des hohen pflanzlichen Eiweißgehaltes sollte auch Soja weggelassen werden, so die Empfehlung von Wendt. Süßigkeiten können in Maßen gegessen werden, aber keine Pralinen, Kuchen und Torten (wegen der darin enthaltenen Milch und Eiern). Nach dieser Eiweiß-Abbauphase erfolgt eine Umstellung auf eine gesunde basenreiche Ernährung mit nur wenig Fleisch.

Außerdem gilt die Regel: Einen Tag in der Woche und eine Mahlzeit pro Tag streng vegetarisch essen.

Diese Intensiv-Entsäuerung ist eine gute Alternative zum strengen Heilfasten, das nach heutigen Erkenntnissen ohnehin nicht mehr wie früher über mehrere Wochen, sondern nur noch über etwa fünf bis sechs Tage am Stück durchgeführt wird. Bei Menschen mit chronischen Erkrankungen wie Rheuma kann zudem längeres Fasten die häufig vorliegenden Mangelerscheinungen verstärken.

Bausteine der Entsäuerung

» Ziel ist eine Tiefenentsäuerung im Gewebe und Stoffwechsel sowie der Abbau von Entzündungsstoffen
- Basenwoche (siehe S. 21), basische Entlastungstage (siehe S. 25)
- Basenbrühe, Basensuppen (siehe S. 25)
- basisch trinken, z. B. Entsäuerungstee, Ingwerwasser (siehe unten)
- basische Mineralsalze, Schüßler-Salze (siehe S. 29)
- Basenbäder oder Salzdusche zur Gewebeentschlackung (siehe S. 30), Sauna
- Leberwickel (siehe S. 30)
- gesunder Schlaf, nach individuellem Bedürfnis etwa sieben bis acht Stunden
- eine halbe Stunde Bewegung an der frischen Luft

Basisch trinken

» Beim Entsäuern spielt Trinken eine besonders große Rolle. Die richtige und ausreichende Flüssigkeit durchspült Gewebe und Zellen, unterstützt den schnelleren Abtransport und die Ausscheidung von Säuren und belastenden Stoffen über die Nieren. Mindestens 2 Liter Flüssigkeit pro Tag sollten es sein. Und wenn man entgiftet und entsäuert, darf es ruhig noch mehr sein. Günstig sind stilles Wasser (zur Geschmacksvariation mit einem Spritzer frischen Limonen- oder Zitronensaft, einer Scheibe Ingwer oder ein paar Blättern Basilikum), Kräutertee, stark verdünnte Fruchtschorlen und selbst gemachte Gemüsebrühe.

Angenehm schmecken frischer Pfefferminztee und Zitronenmelissentee. Zur allgemeinen Stoffwechselaktivierung kommt auch Grüner Hafertee (aus dem Reformhaus) infrage. Wasser ist neutral, bevorzugen Sie Quellwasser und Mineralwässer ohne Kohlensäure mit einem hohem Anteil an Hydrogenkarbonat. Ausgeprägte Basenkraft haben besonders kalzium- und magnesiumreiche Heilwässer. Sie sind nicht für den ständigen Gebrauch gedacht, aber vorübergehend hilfreich.

Klassischer Entsäuerungstee

Der folgende Tee unterstützt kräftig die Entsäuerung und wird deshalb gerne auch im Rahmen von Reinigungs- und Entsäuerungskuren eingesetzt: 50 g Fenchelsamen, 50 g Kümmelsamen, 50 g Anissamen und 30 g Süßholzwurzel mischen. 1 EL der Mischung mit einem Liter Wasser zum Kochen bringen. Einmal aufkochen und anschließend zugedeckt etwa 5 Minuten ziehen lassen. Abseihen, in eine Thermoskanne abfüllen und über den Tag verteilt trinken.

Kräuter-Basentrunk

Zwei Teelöffel Kümmel, 500 g rohe, geschälte Kartoffeln, 2 TL Leinsamen, 1 Liter Wasser etwa 20 Minuten köcheln lassen, abgießen und über den Tag verteilt trinken.

Basischer Kümmeltee

Einen Esslöffel Kümmel leicht zerstoßen oder zerdrücken, mit 250 ml kochendem Wasser aufgießen, nach 10 Minuten abseihen und langsam trinken.

Ingwerwasser

Frischer Ingwer regt Stoffwechselfunktionen an, hilft bei der Ausscheidung von Säuren und Stoffwechselschlacken, unterstützt die Reinigung der Körpersäfte, beseitigt Stauungen und Blockaden und stärkt das Immunsystem.

Eine Kur mit Ingwerwasser entsäuert und hat eine reinigende Wirkung. 1 Liter Wasser aufkochen und 2–3 dünne Scheiben Ingwer dazugeben, in eine Thermoskanne füllen und 15 Minuten stehen lassen. Danach tassenweise trinken, letzte Tasse am frühen Nachmittag trinken, da Ingwer anregend wirkt. Kur über mehrere Wochen.

Basische Mineralsalze: Basenpräparate und Schüßler-Salze

» Zur Vorbeugung oder Behandlung der latenten Azidose werden neben der Ernährung verschiedene Heilmittel eingesetzt: Basenpräparate, Natriumbikarbonat, Kombinationen mit Mineralstoffen und Vitaminen, Schüßler-Salze sowie Heilerde.

Tipp
Bei einer Schieflage des Säure-Basen-Haushaltes kann die unterstützende Einnahme von solchen Mitteln vorübergehend sinnvoll sein, denn sie schieben die Entsäuerung an.

Schüßler-Salze unterstützen den Organismus beim Wechsel vom sauren in den basischen Bereich. Sie liefern wichtige Mineralstoffe, die einer Übersäuerung entgegenwirken und den Stoffwechsel wieder normalisieren. Eines der wichtigsten Salze in diesem Zusammenhang ist Natrium phosphoricum. Es gilt als Neutralisationsmittel und ist außerdem für die Ausscheidung von Harnsäure zuständig. Auch eine mehrwöchige Kur mit einem Basenmittel, die für eine erhöhte Zufuhr von basischen Mineralien sorgt, kann Beschwerden wie Muskelverspannungen, Abgeschlagenheit, Gelenkbeschwerden oder Schlafprobleme erheblich reduzieren.

Von dem berühmten Säureexperten Dr. Friedrich F. Sander stammt das folgende Rezept für eine Basenmischung:

- Natrium phosphoricum 10 g
- Kalium bicarbonicum 10 g
- Calcium carbonicum 100 g
- Natrium bicarbonicum 80 g

2 × täglich 1 TL auf 1 großes Glas Wasser oder Fruchtsaft

Wem der Geschmack nicht zusagt, kann auch feste Basentabletten wählen. Im Handel gibt es eine Vielzahl von Präparaten als Pulver oder in fester Form.

Äußerliche Basenanwendungen

» Über die Schweißdrüsen der Haut kann der Körper Stoffwechselendprodukte und Säuren loswerden. Die Haut wird deshalb auch als »dritte Niere« bezeichnet, da sie wesentlich zur Entsäuerung und Entgiftung des Organismus beiträgt. Entsäuerungsbäder leiten über das Prinzip der Osmose Säuren und Giftstoffe über die Haut ab.

Basenbäder

Lösen Sie etwa 100–150 g Natriumbikarbonat (eine gute Handvoll, aus der Apotheke) im einlaufenden warmen Wasser auf. Das Wasser kann so warm sein, wie Sie persönlich es gut vertragen. Während des Badens können Sie die Haut sanft abreiben – so lassen sich die anfallenden Schlacken noch besser lösen. Badedauer: Etwa 20 Minuten, ein- bis zweimal wöchentlich. Nach dem Bad abduschen und anschließend noch etwas nachruhen. Auch Sauna fördert die Entsäuerung.

Leiden Sie unter Herz-Kreislauf-Erkrankungen oder haben Sie ein sensibles Herz-Kreislauf-System, sollten Sie vorher mit Ihrem Arzt oder Heilpraktiker sprechen.

Basischer Leberwickel

Die Leber ist bei der Entsäuerung und Entgiftung intensiv gefordert und muss noch mehr als sonst leisten. Deshalb ist eine Unterstützung bei einer Intensiv-Entsäuerung ratsam, z. B. mit Leberwickeln. Dazu 2 TL Natriumbikarbonat in einem ¼ Liter heißen Wasser lösen. Ein Tuch oder einen Waschlappen in die Flüssigkeit tauchen, ausdrücken und so warm wie möglich auf die Leber (im Rippenbogen rechter Oberbauch) legen. Darüber kommen ein Handtuch und anschließend eine Wärmflasche. Der Entgiftungswickel kann so lange liegen bleiben, bis er abgekühlt ist. Ideale Uhrzeit: am Wochenende nach dem Mittagessen oder abends im Bett.

Darmreinigung

Ideal bei einer Basis-Basenwoche oder einzelnen Entlastungstagen ist eine Darmreinigung, die die Entsäuerung und Entgiftung kräftig anregt. Dazu verwendet man Bittersalz (Magnesiumsulfat) aus der Apotheke. Setzen Sie am Vorabend 1 TL Bittersalz in einem Glas mit 50 ml Wasser an und lassen Sie es abgedeckt bis zum nächsten Morgen stehen (das nimmt den bitteren Geschmack).

Am nächsten Morgen wird der Bittersalztrunk mit warmem Wasser aufgefüllt bis auf ¼ Liter und nüchtern mit einem Spritzer Zitrone zügig getrunken.

Körperliche Bewegung und Stressabbau

Bewegung trägt entscheidend zur Säure-Basen-Balance bei, denn sie sorgt für eine intensive Durchblutung der Muskeln und Organe, regt den Lymphfluss an, transportiert Säuren ab und reduziert die Stresshormone. Mit Bewegung an der frischen Luft geben wir dem Körper die Chance, sich von Säuren, die im Bindegewebe »geparkt« sind, durch Schwitzen oder vertiefte Atmung verstärkt zu befreien. Günstig sind Ausdauersportarten wie Radfahren, Joggen, Nordic Walking, Schwimmen und Skilanglauf. Allerdings können Säuren auch durch Sport und Muskelarbeit entstehen. Bei Überanstrengung entsteht in der Muskulatur Milchsäure, die durch die Übersäuerung Schmerzen oder Wadenkrämpfe hervorruft. Deshalb ist bei starker körperlicher Aktivität die gute Versorgung mit Basen so wichtig.

TIPP

Die Haut ist ein wichtiges Ausscheidungsventil des Körpers. Ein alter naturheilkundlicher Rat lautet deshalb: Komme jeden Tag mindestens einmal ins Schwitzen.

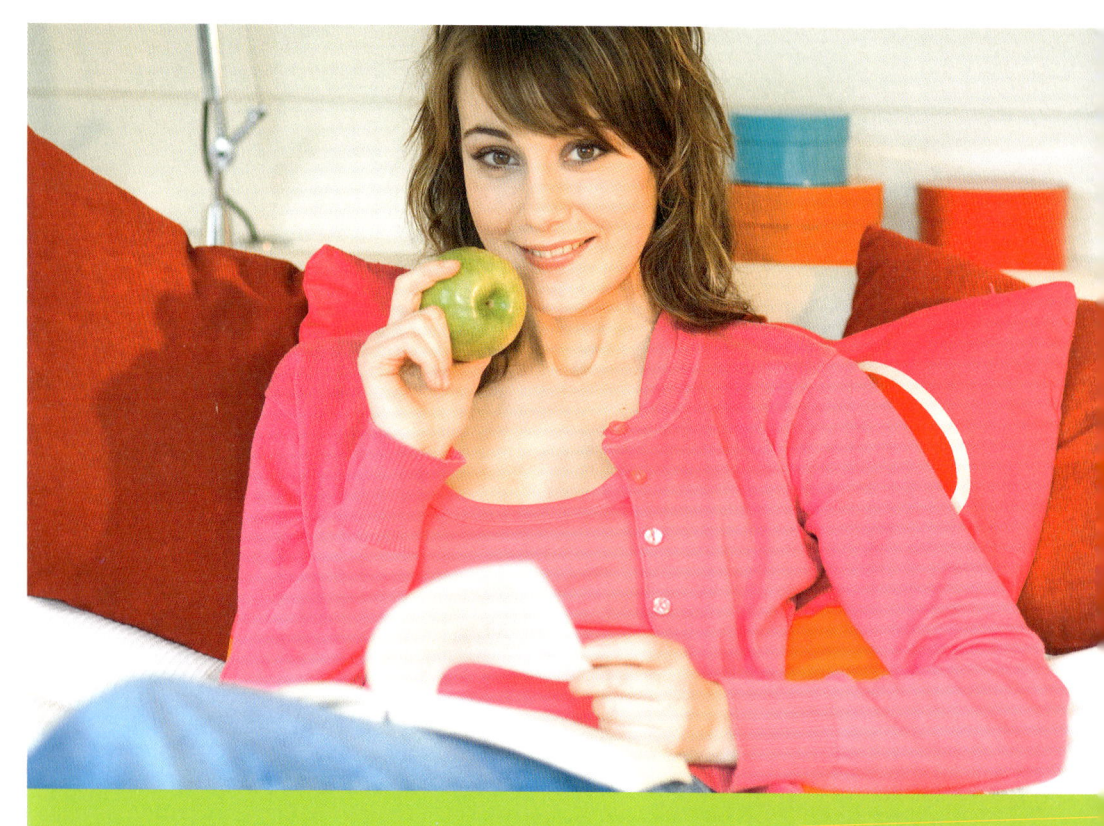

Gezielte Basenernährung bei Beschwerden

Es gibt säurelastige Nahrungsmittel, die Übersäuerungszustände und Entzündungsprozesse im Körper verstärken und basische, die den Stoffwechsel ausgleichen und biochemische Abläufe normalisieren.

Häufige Beschwerden

>> Ein gestörter Säure-Basen-Haushalt beeinträchtigt unser gesamtes Befinden. Häufig tauchen unspezifische Beschwerden auf, die mit dem Säure-Basen-Haushalt zunächst gar nicht in Verbindung gebracht werden. Wer sieht schon einen Zusammenhang zwischen Energiemangel, einem gestörten Schlaf, einer erhöhten Allergiebereitschaft und einer Säure-Basen-Dysbalance? Weil der Säure-Basen-Haushalt zu den übergeordneten Grundregulationssystemen des Körpers gehört, ist es möglich, dass ganz verschiedene Organe wie Haut, Psyche oder Verdauung durch die Dysbalance betroffen werden. Sogar das vegetative Nervensystem (das unserem Willen nicht unterliegt) mit seinen Gegenspielern Sympathikus und Parasympathikus wird aus dem Gleichgewicht gebracht.

In der Säureforschung weiß man schon lange, dass viele Beschwerden in Verbindung mit einem gestörten Säure-Basen-Haushalt stehen können: Antriebslosigkeit, Müdigkeit, brüchige Nägel, Haarausfall, empfindliche Haut, Muskelverspannungen, saures Aufstoßen, Sodbrennen oder Bindegewebsschwäche, um nur einige zu nennen. Es ist wichtig, die eigentliche Ursache anzugehen und nicht nur die Symptome zu behandeln. Wer beispielsweise Sodbrennen nur mit synthetischen Anti-Säuremedikamenten abblockt, wird die eigentliche Übersäuerung nicht auflösen.

Der Organismus besitzt mehrere Wege und Systeme, die für die Ausscheidung und Entgiftung zuständig sind. Dazu gehören Blutkreislauf, Lungen, Lymphsystem, Leber, Darm und Niere. Eine Überlastung des Körpers mit Stoffwechselendprodukten, Eiweißüberschüssen oder Säuren führt zu einer Blockade im Bindegewebe. Belastende Stoffe bleiben im Gewebe liegen. Das kann wichtige Körperfunktionen behindern, weil die Zellen durch die Überfüllung im Bindegewebe nicht mehr optimal mit Sauerstoff und Nährstoffen versorgt werden. Basenernährung und basische Mineralsalze greifen regulierend ein und unterstützen die Reinigung des Gewebes.

Machen Sie zweierlei: Lindern Sie Ihre Beschwerden sofort und sorgen Sie im nächsten Schritt dafür, dass der Säure-Basen-Haushalt dauerhaft ausgeglichen bleibt.

Soforthilfe und langfristige Umstellung

So gibt es die Möglichkeit der Basen-Soforthilfe, um die akuten Beschwerden zu lindern. Es liegt auf der Hand, dass der Körper Zeit benötigt, um die Übersäuerung und Überlastung abzubauen, die sich in der Regel über viele Jahre aufgebaut haben. Das geht nicht so schnell, sondern wird nach und nach ausgeglichen und korrigiert. Das entspricht Schritt 2: die Umstellung auf gesunde Basenernährung mit gezielt ausgewählten Nahrungsmitteln. Diese Vorgehensweise finden Sie bei jedem der Beschwerdebilder in diesem Buch.

Die 13 Regeln der basischen Ernährung

Die Menge der vorhandenen Säuren im Körper hängt stark mit unserer Ernährung zusammen. Speziell bei tierischem Eiweiß und isolierten Kohlenhydraten (weißer Zucker, Weißmehl) fallen große Mengen von Säuren an, die der Organismus bewältigen muss, um das Säure-Basen-Gleichgewicht konstant zu halten. Günstig ist darum eine basenüberschüssige, mineralienreiche Ernährung mit viel frischem Obst und Gemüse.

- Wer Säuren zu sich nimmt, kann sie ausgleichen – in derselben Mahlzeit, was am besten ist – oder im Laufe des Tages. Basische Gerichte sollten mengenmäßig immer den größten Platz auf dem Teller einnehmen.
- Ideal ist eine Ernährung mit 80 % Basenspendern und 20 % säurelastigen Nahrungsmitteln.
- Gewöhnen Sie sich an, dass Basen zu jeder Mahlzeit dazu gehören. Sei es eine Extraportion frische Kräuter, einen Salat am Anfang oder reifes Obst. Dafür säuerndes Brot bei den Mahlzeiten und zwischendurch weglassen.
- Tierisches Eiweiß fördert Entzündungsstoffe, deshalb zurückhaltend essen.
- Nahrungsmittel verdienen eine ganzheitliche Sicht. Die alleinige Bewertung unter Säureaspekten ist zu einseitig. So genießt Getreide, obwohl säuernd, einen hohen Stellenwert und gehört bei einer gesunden Ernährung einfach dazu. Getreide in gekeimter Form ist übrigens basisch.
- Vermeiden Sie mehrere starke Säurebildner in einer Mahlzeit, z. B. statt Knödel und Fleisch besser Kartoffeln und Fleisch.
- Langsames Essen und langes Kauen verbessert die Bekömmlichkeit und Verwertung der Speisen.
- Pausen zwischen den Mahlzeiten sind sinnvoll, am besten 4 bis 5 Stunden.
- Beim Essen nicht trinken, besser erst etwa 30 bis 45 Minuten danach.
- Lassen Sie Softdrinks und Konserven links liegen. Sie begünstigen einen Mangel an basischen Mikronährstoffen und beeinträchtigen die Gesamtqualität der Ernährung. Das gilt auch für frittierte und panierte Speisen.
- Süßstoff regt den Appetit an und irritiert den Stoffwechsel, deshalb weglassen.
- Pflanzliche Öle sind säureneutral. Sie können gezielt für die Gesundheit und zur Regulierung des Gewichts eingesetzt werden.
- Bitterstoffe wirken einer Übersäuerung entgegen. Sie regen die Bildung von basischen Verdauungssäften im Verdauungstrakt an und fördern damit das Säure-Basen-Gleichgewicht. Auch milchsaures Gemüse wird basisch verstoffwechselt.

Magen-Darm-System

Das Verdauungssystem ist das größte Kontaktorgan des Menschen zur Außenwelt. Im Darm werden nicht nur Nährstoffe verdaut, hier ist auch ein großer Teil des Immunsystems angesiedelt. Ein funktionierendes Magen-Darm-System gilt deshalb als Basis der allgemeinen Gesundheit.

Blähungen

» Bei übermäßiger Aufnahme von säuernden Lebensmitteln und Kohlenhydraten entwickeln sich im Darm Gärungsprozesse, Übersäuerung und ein Übermaß an Gasen. Basenernährung entlastet den Darm und unterstützt die Regeneration der Schleimhaut. Übelriechender Stuhl und abgehende Winde sind ein Hinweis auf Eiweißfäulnis, bei Gärungsprozessen ist der Geruch hingegen eher säuerlich.

1. Basen-Soforthilfe

Bei akuten Beschwerden die Säurezufuhr sofort stark einschränken, insbesondere Zucker, Weißmehlprodukte, kohlensäurehaltige Getränke und tierisches Eiweiß weglassen.

Entlastungstag. Legen Sie einen basischen Entlastungstag mit klassischer Basenbrühe (siehe S. 25), frischen Kräutern und mild gedämpftem Gemüse mit dem basischen Hildegard-Gewürz Galgant ein.

Vierwindtee. Soforthilfe gegen die Blähungen bietet der basische Vierwindtee (nach Dr. R. F. Weiß) mit Kamille, Anis, Fenchel und Pfefferminze je 25 g bzw. zu gleichen Teilen mischen. 1–2 TL mit 1 Tasse kochendem Wasser überziehen, 10 Minuten ziehen lassen und abseihen. Dreimal täglich eine Tasse trinken.

Äußerliche Basen-Anwendung
Eine Bauchmassage im Uhrzeigersinn mit basischem Kümmel- oder Fenchelöl oder Rizinusöl ist wohltuend und entspannend. Auch feuchtwarme Umschläge oder eine heiße Heublumenpackung lindern die Beschwerden.

2. Umstellung auf Basenernährung

Bei der Ernährungsumstellung auf eine basenbetonte Küche verzehrt man zunächst wenig Rohkost, dafür mehr mild gedünstetes Gemüse, mit dem richtigen Verhältnis von Kohlenhydraten und Eiweiß. Bei der allgemeinen Empfehlung, vollwertig und mehr Ballaststoffe zu essen, langsam vorgehen. Der Darm muss sich erst an diese Kostform gewöhnen. Steigern Sie ganz allmählich und schonend den Anteil an Rohkost und frischem Getreide. Zwischenmahlzeiten sollte man möglichst ganz vermeiden.

Gezielte Basenernährung bei Blähungen

Bei einer Eiweißfäulnis im Darm kommt es zu einer gesteigerten Bildung von belastenden Substanzen wie Ammoniak, Indol und Phenol. Günstig bei Blähungsneigung ist leicht verdauliches Eiweiß, z.B. milchsaure Produkte wie basische Molke, Kefir und probiotischer Biojoghurt sowie die Einschränkung von tierischem Eiweiß.

Basenfavoriten sind: Sesamsamen, Fenchel, Frischkäse, Weizenkeime, Hirseflocken, grünes Blattgemüse und Avocados. Basische Pflanzen, die Bitterstoffe enthalten, wie Radicchio, Endivie und Artischocke, stärken den Darm bei nachlassender Verdauungskraft. Frische Basen-Kräuter und Gewürze wie Majoran, Fenchel, Kümmel, Koriander, Galgant, Gelbwurz, Kardamom, Bockshornkleesamen und Basilikum verzehren.

Ballaststoffe: Nur fein geschrotete Vollkornprodukte verwenden. Grobkörniges Getreide wird oft nicht vertragen.

MINERALSALZE

Schüßler-Salz Nr. 10

Das Salz der 1. Wahl ist in diesem Fall Nr. 10 Natrium sulfuricum. Es ist passend bei Beschwerden nach Ernährungsfehlern, Blähungen mit üblem Geruch, Verdauungsschwäche oder Blähungskoliken. Salz Nr. 10 bindet und neutralisiert Säuren. Bei Blähungen mit Druck im Oberbauch kommt Nr. 6 Kalium sulfuricum infrage. Nehmen Sie die Schüßler-Salze eine halbe Stunde vor oder eine Stunde nach dem Essen ein. Als Alternative zur Entgiftung des Darms: Basische Heilerde innerlich für einige Tage einnehmen. Sie bindet Gase, Säuren, Bakterien und Toxine im Darm.

Tipp
Anspannung und Stress führen zu Verkrampfungen. Der Darm wird dann nicht mehr so gut durchblutet und mit Nährstoffen versorgt. Bewegung und Bauchatmung helfen. Durch die vertiefte Atmung werden verstärkt Säuren abgeatmet und der Körper entlastet.

Achtung!
- Neben Bohnen, Kohl, Paprika und Zwiebeln sind auch Hefebrot und rohes Obst mit Schale bekannt als blähende Speisen. Brokkoli und Kohlrabi sind in der Regel besser verträglich als Weißkohl und Wirsing.
- Kohlensäurehaltige Getränke (Mineralwasser) wegen der Säure und Luft meiden.
- Zucker reduzieren, weil er Gärungsprozesse im Darm in Gang setzt.

- Zuckerersatzstoffe: Der Darm kann auf Fruktose, Sorbit und andere Zuckeraustauschstoffe mit Blähungen reagieren (Diät-Limonaden!).
- Auch eine Milchzuckerunverträglichkeit infolge eines Laktasemangels kann Blähungen hervorrufen.
- Häufigste unverträgliche Nahrungsmittel sind Weizen und Milch.

So könnte ein Tag aussehen
- Morgens: Buchweizenfrühstück mit Sesam (siehe S. 112)
- Snack: Molkedrink (siehe S. 115)
- Mittags: Steckrübengemüse mit Tofu (siehe S. 130) und Radicchiosalat
- Snack: Basenbrühe mit Petersilie
- Abends: Möhren-Orangensuppe mit Gelbwurz und frischem Ingwer (siehe S. 121)

Reizmagen/Magenschleimhautentzündung

» Säurereiche Ernährung bzw. eine ungesunde Lebens- und Ernährungsweise schlagen leicht auf den Magen. Bei akuten Entzündungen der Magenschleimhaut liegt ein Säureüberschuss vor, der durch entsprechende basische Ernährung schnell wieder ins Gleichgewicht gebracht werden kann.

Daneben gibt es auch den – scheinbar paradoxen – Fall, dass chronische Magenbeschwerden durch einen Mangel an Magensäure hervorgerufen werden. Folge ist eine gestörte Eiweißverdauung mit Fäulnisbildung. Hier helfen tonisierende Bitterstoffe und basische Gewürze, um die Produktion der Magensäfte anzuregen und wieder ins Gleichgewicht zu bringen.

Bei anhaltenden oder immer wiederkehrenden Magenschmerzen sollte eine Infektion mit dem Bakterium Helicobacter pylori ausgeschlossen werden.

1. Basen-Soforthilfe

Bei akuten Beschwerden die Säurezufuhr sofort einschränken und einen magenschonenden Entlastungstag mit Kartoffeln

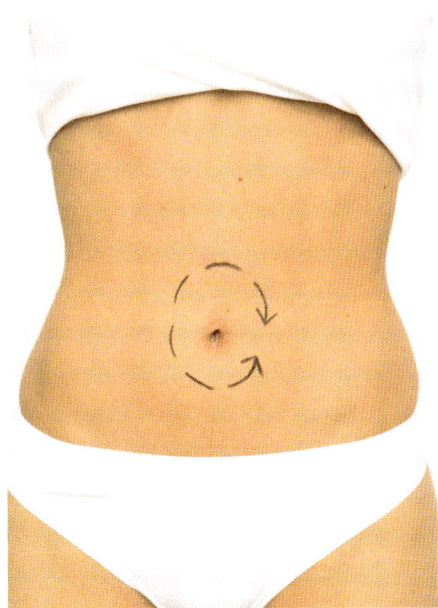

oder Basensuppen einlegen (siehe S. 25), Zucker komplett meiden.

Kartoffel- oder Kohlsaft. Bei Sodbrennen bindet Kartoffelsaft (frisch oder aus dem Reformhaus) die überschüssige Magensäure und lindert rasch das Brennen. Kartoffeln sind wie ein »basisches Heilpflaster« für die Magenschleimhaut. Statt Saft kann man auch ein Stück geschälte rohe Kartoffeln langsam kauen. Das fördert die Bildung von basischem Speichel.

Basischen Kohlsaft (¼ Liter täglich) bei Schleimhautentzündung und zur Ausheilung von Geschwüren als Kur über zwei Wochen trinken.

Tee. Basischer Leinsamentee als milder Schleimhautschutz: 3 EL ungeschroteten Leinsamen mit einem Liter Wasser etwa 10 bis 15 Minuten köcheln, durch ein Sieb abgießen, 2 EL Schafgarbe hinzufügen, die Mischung etwa 10 Minuten ziehen lassen und durch ein Sieb abgießen. Bei Bedarf etwas frische Zitrone dazugeben.

Basischer Tee bei Schleimhautentzündung (nach Heilpraktiker Josef Karl): 20 g Kamillenblüten, 20 g Süßholzwurzel, 20 g Gänsefingerkraut, 40 g Leinsamen. Zubereitung: 1 EL der Mischung mit einem viertel Liter Wasser kurz aufkochen, abfiltern. Mehrmals täglich eine Tasse trinken.

Heilerde. Basische Heilerde legt sich wie eine schützende Schicht über die Magenschleimhaut und bindet Säuren. Ein bis 2 TL Heilerde in einem Glas mit abgekochtem Wasser auflösen und zweimal täglich trinken. Bis zu einer Woche.

Süßholz besitzt eine schleimhautschützende Wirkung.

Äußerliche Basen-Anwendungen
Warme Bauchkompressen mit Melissenöl oder Rizinusöl beruhigen den Magen-Darm-Bereich. Den Bauch im Uhrzeigersinn vorsichtig mit dem Öl einreiben, ein Tuch darüber legen und wenn gewünscht mit einer Wärmflasche abdecken.

2. Umstellung auf Basenernährung

Bei der Ernährungsumstellung auf eine basenbetonte Küche viel frisches gedüns-

---

MINERALSALZE
Schüßler-Salze Nr. 9 und 4
Bei Schleimhautentzündung und Übersäuerung ist eine kurzzeitige Regulierung des pH-Wertes mit einem Basenpräparat hilfreich. Schüßler Salz Nr. 9 Natrium phosphoricum hilft ebenfalls bei akuter Magenübersäuerung und Sodbrennen. Ein allgemein empfindlicher Magen, der schnell gereizt reagiert, spricht erfahrungsgemäß gut auf Salz Nr. 4 Kalium chloratum an.
Heilerde puffert ebenfalls sehr gut die Magensäure. Entweder als Kapseln oder dreimal täglich 1 TL Heilerde in Biojoghurt einrühren.

tetes Gemüse verzehren, Rohkost und Ballaststoffe langsam steigern, mit Fett und Eiweiß sparsam umgehen. Bei chronischen Beschwerden Leinsamen-Kur als Schleimhautschutz oder Kur mit Weißkohlsaft (siehe oben) durchführen. Bitterstoffe gleichen den Säure-Basen-Haushalt aus.

Gezielte Basenernährung bei Reizmagen und Gastritis

Magenstärkendes Basengemüse. Brokkoli ist sehr empfehlenswert, am besten zweimal pro Woche. Er enthält den Wirkstoff Sulforaphan, der das Wachstum von Helicobacter pylori hemmt. Außerdem wirkt der Stoff entgiftend, entzündungshemmend und soll Magenkrebs vorbeugen. Auch andere Kohlarten wie Wirsing und Weißkohl beruhigen und schützen den Magen.

Basenfavoriten sind auch gelbe-orangebräunliche Gemüse- und Obstsorten wie Bananen, Feigen, Mango, Kartoffeln, Fenchel, Karotten, Topinambur und Sellerie sowie Kamille. Sie stärken Magen, Milz und Bauchspeicheldrüse. Hilfreich sind auch frische Kräuter und Gewürze wie Kümmel und Nelken.

Bitterstoffe. Bei Mangel an Magensäften regen Bitterstoffe die Magensaftsekretion an, z. B. enthalten in Rucola, Chicorée, Löwenzahn, Brokkoli, Kohl, Kräutern wie Dill, Thymian, Basilikum und Brunnenkresse. Grapefruits mit dem Bitterstoff Naringin regen die Produktion von Speichel und Magensäure an. Das verbessert die Verdauung und verhindert Gärung und Fäulnis.

Getränke. Trinken Sie stilles Wasser, Leinsamentee als Säurepuffer und Schleimhautschutz (Leinsamen stets frisch mörsern, geschroteter Leinsamen wird schnell ranzig, Rezept siehe oben), Kamille und Pfefferminze als Tee, Süßholzwurzel als Zusatz im Tee (schleimhautschützend). Geben Sie Ingwer (frisch gerieben oder 1 TL pulverisiert) in ein Glas Saft oder Tee.

Als Alternative zu Süßigkeiten. Haben Sie Lust auf Süßes, könnten Sie Feigen, Datteln und Mandeln, ungeschwefelte Trockenfrüchte oder ein wenig Honig verzehren. Die säuerlich-herben Cranberrys (die »amerikanische Preiselbeere«) können Helicobacter-pylori-Bakterien, die Magengeschwüre hervorrufen, am Anhaften an die Magenschleimhaut hindern. Kurmäßige Einnahme des Saftes oder Fertigpräparate.

Bei Neigung zu Sodbrennen scharfe Gewürze wie Chili und Senf meiden.

TIPP
Nicht zu den Mahlzeiten trinken, denn die Flüssigkeit verdünnt und schwächt die Kraft der Verdauungssäfte. Sinnvoll sind außerdem mehrere kleine Mahlzeiten, langsam und in Ruhe gegessen.

Achtung!
Ungeeignet sind: Kaffee, schwarzer Tee, Zucker, tierische Fette, Fleisch und Wurst, Konserven, Limonaden und Cola, Süßigkeiten, frittierte und panierte Gerichte und Getränke mit Kohlensäure.

So könnte ein Tag aussehen
- Morgens: Buchweizen-Frühstück mit frischen, säurearmen Früchten der Saison. Leinsamen und Ingwer, dazu Entsäuerungstee
- Snack: Banane
- Mittags: Als Vorspeise ein Salat mit Bitterstoffen, z. B. mit Radicchio, Rucola und Cranberrys. Danach Brokkoligemüse mit Pellkartoffeln und etwas Leinöl
- Snack: Schälchen mit getrockneten Feigen und Trockenfrüchten
- Abends: Gemüsesuppe mit Kohl

Darmstörungen/-entzündungen

» Funktioniert die Verdauung reibungslos, werden belastende Stoffwechselendprodukte über den Darm abtransportiert. Fehlerhafte Keimbelastungen oder andere Störungen wie Gärung führen zu einer Übersäuerung. Durch eine länger bestehende Übersäuerung oder Antibiotika kann es zu einer Schädigung der natürlichen Darmbakterien kommen. Aus Sicht der Naturheilkunde ist dies der Ursprung für zahlreiche Beschwerden, wie beispielsweise die verminderte Aufnahme von Vitaminen und basischen Mineralien.

Eine basen- und ballaststoffreiche Ernährung fördert die Gesundheit des Darms und bindet Gifte. Außerdem sorgen Ballaststoffe für eine Sättigung und fördern die Ausscheidung von Cholesterin durch die Bindung von Gallensäuren.

TIPP
Bei dauerhaften Beschwerden sollten Sie mögliche Verdauungsstörungen und Nahrungsmittelunverträglichkeiten beim Arzt abklären lassen. Mit einer Suchdiät lassen sich Nahrungsmittelunverträglichkeiten herausfinden.

Auch ein Mangel an basischen Verdauungsenzymen der Bauchspeicheldrüse kann hinter den Beschwerden stecken.

1. Basen-Soforthilfe

Reduzieren Sie tierisches Eiweiß auf ein Minimum und verzichten möglichst völlig auf tierische Fette. Stoppen Sie die Zufuhr von allen sorbithaltigen (Sorbit als Zuckeraustauschstoff) Lebensmitteln. Vorsicht auch bei »zuckerfreien« Nahrungsmitteln wie Kaugummi, Bonbons, da sie häufig Sorbit als Süßungsmittel verwenden.

Entlastungstag(e). Legen Sie einen (besser 2–3) basische Entlastungstage ein, mit Basensuppen, um den gereizten Darm zu beruhigen. Noch besser wäre eine Basis-Basenwoche.

Äußerliche Basen-Anwendung
Feuchtwarme Auflagen sind wohltuend und entspannend. Auch eine sanfte Bauchmassage im Uhrzeigersinn lindert die Beschwerden.

MINERALSALZE
Schüßler-Salze Nr. 4, 5 und 10

Salz Nr. 4 Kalium chloratum wirkt auf die Darmschleimhaut. Es reguliert und fördert die Ausscheidung von Giften und unerwünschten Substanzen. Wenn nach fettreichen und reichhaltigen Mahlzeiten Magen-Darm-Beschwerden auftreten, ist das Salz oft passend. Salz Nr. 5 Kalium phosphoricum steht in Beziehung zu einem gestörten Stoffwechsel mit einer schlechten Verträglichkeit und Verdauung von Fett. Salz Nr. 10 Natrium sulfuricum hilft bei Störungen der Ausscheidungsorgane und hat einen Bezug zur Leber. Bei akuten Beschwerden nimmt man jede Stunde 2 Tabletten, ansonsten dreimal täglich 2 Tabletten.
Alternative: Basische Heilerde bindet Säuren, Bakterien und Toxine und normalisiert den Stuhlgang.

2. Umstellung auf Basenernährung

Die Ernährung sollte schonend umgestellt werden mit einem langsamen Einstieg in die Basenernährung. Bei akut entzündlichen Störungen vollwertige Basen-Schonkost verzehren und Ballaststoffe nach und nach dazugeben, weil sie den empfindlichen Darm am Anfang überfordern können. Im zweiten Schritt wirkt sich basische Trennkost (Trennung von Eiweiß und Kohlenhydraten) sehr positiv auf die Darmgesundheit aus und fördert die Darmsanierung.

Mit zunehmendem Alter wird die Verdauungstätigkeit träger. Milchsaure Gemüse und Enzyme können sie wieder anregen. Ananas als Frucht oder als Saft regt mit seinem hohen Anteil an Bromelain die Verdauungsenzyme an. Sauerkraut ist ebenfalls hilfreich.

Hinter wiederkehrenden, unspezifischen Darmstörungen können sich Nahrungsmittelunverträglichkeiten verbergen, häufig sind es Milch, weizenhaltige Produkte, Eier, Nüsse oder Zitrusfrüchte. Der Therapeut wird ggf. zu einer zweiwöchigen Eliminationsdiät mit Auslassversuchen raten, um verträglichen und unverträglichen Nahrungsmitteln auf die Spur zu kommen.

Gezielte Basenernährung bei unspezifischen Darmstörungen

Im ersten Schritt sind ganz einfache Dinge zu beachten: Trinken Sie nicht zu den Mahlzeiten, sondern etwa erst 30 bis 45 Minuten danach, um die Verdauungssäfte nicht zu verwässern. Essen Sie langsam und kauen Sie lange. Das verbessert die Bekömmlichkeit und schont den Darm. Basische Nahrungsmittel wie frisches Obst und Gemüse, Kartoffeln sowie Getreide sind frei von Laktose.

Gemüse. Die basische Knolle Topinambur enthält Inulin und fördert den Aufbau einer gesunden Darmflora. Basenfavoriten (mit Eisen und Magnesium) sind grüne Blattsalate, Soja, Hirse, Spinat und Rote Bete. Chicorée wirkt stark säurebindend durch seine Bitterstoffe und wirkt sich positiv auf Darm und Verdauung aus.

Tipp

Schutz für Magen und Darm bietet auch Brokkoli: Das Gemüse enthält Sulforaphan, dieses wirkt entgiftend, entzündungshemmend, antioxidativ, hat eine positive Wirkung auf das Immunsystem und beugt Krebs vor. Nach neueren Studien hilft Brokkoli bei chronischen Entzündungen der Darmschleimhaut wie Morbus Crohn.

Weitere Empfehlungen. Eisenreiche basische Nahrungsmittel sind beispielsweise Haferflocken, Soja, Hirse und Fleisch. Fermentierte Milchprodukte wie basischer Kefir oder säurearmer Joghurt werden häufig besser vertragen als Milch. Bitterstoffe helfen allgemein bei Darmstörungen wie Gärung, Fäulnis und damit einhergehenden Blähungen. Milchsaure Gemüse beseitigen störende Säfte und Gase, in der nichtakuten Phase. Als Gewürz bietet sich Bertram (Reformhaus) an.

Achtung!
Bei Laktoseunverträglichkeit auf Milchprodukte verzichten bzw. laktosefrei verwenden. Bei Sorbitunverträglichkeit keine Äpfel, Birnen, Kirschen, Pflaumen, Pfirsiche, Aprikosen, Quitten und Datteln essen. Kein Wasser mit Kohlensäure trinken.

So könnte ein Tag aussehen
- Morgens: Buchweizenfrühstück mit Sesam (siehe S. 112)
- Zwischenmahlzeit: Banane, 1 Glas Kefir
- Mittags: Chicorée-Salat (siehe S. 116), Kartoffelauflauf mit Rote Bete (siehe S. 134)
- Zwischenmahlzeit: Gemüsebrühe
- Abends: Topinambursuppe (siehe S. 122) oder Brokkolisuppe

Reizdarm

» Im Verdauungsbereich sitzen sage und schreibe mehr als 100 Millionen Nervenzellen. Reizdarm ist eine chronische Erkrankung, bei der krampfartige Bauchschmerzen, Blähungen und Stuhlprobleme in wechselnder Intensität und Ausprägung auftreten. Reagiert der Darm gereizt, spielen wahrscheinlich mehrere Gründe eine Rolle: die erhöhte Reizsensibilität der Darmnerven, Bewegungsstörungen der Darmmuskulatur, Stress, Konflikte, Unverträglichkeiten und nach neuen Erkenntnissen auch genetische Ursachen.

Die Suche nach den Auslösern und deren Vermeidung steht an erster Stelle. Die Ernährung sollte jeweils der individuellen Situation angepasst sein. Wie ist die Leistungsfähigkeit des Darms, gibt es individuelle Unverträglichkeiten?

1. Basen-Soforthilfe

Häufig herrscht allgemeine Ratlosigkeit und Verunsicherung, weil der Darm scheinbar gegen alles, was Reizdarm-Patienten essen, protestiert. Hier heißt es Ruhe bewahren. Häufig spielen schon einfache Dinge eine Rolle: Erstens schnelles Essen, nachlässiges Kauen, zu unregelmäßige oder seltene Mahlzeiten. Und zweitens unverträgliche Nahrungsmittelkombinationen. Die Lösung heißt: basische Trennkost.

Hinter Darmstörungen wie dem Reizdarm können sich Nahrungsmittelunverträglichkeiten verbergen, häufig auf Milch, weizenhaltige Produkte, Eier, Nüsse oder Zitrusfrüchte (Diagnose: Suchtest, Therapeut). Es bietet sich eine zweiwöchige Eliminationsdiät mit Auslassversuchen an, um eventuelle Auslösefaktoren in der Nahrung bzw. vermutlich verträgliche Nahrungsmittel zu bestimmen.

Entlastungstage. Durch basische Entlastungstage oder eine Basis-Basenwoche wird ein positiver Umstimmungsreiz gesetzt und der Darm beruhigt. Verzehren Sie in der Zeit klassische Basenbrühe, gedämpftes Gemüse und gedämpftes Obst, aber kein frisches Obst oder Salat.

Äußerliche Basen-Anwendungen
Sanfte Einreibungen mit angewärmtem Rizinusöl entspannen und entkrampfen den Darm.

MINERALSALZE
Laktosegehalt überprüfen

Wer Schüßler-Salze oder Basenmittel nehmen möchte, sollte zuvor den Gehalt an Laktose überprüfen, die bei Reizdarm oftmals nicht vertragen wird. Schüßler-Salze stehen auch als Tropfen oder Globuli zur Verfügung.

2. Umstellung auf Basenernährung

Die individuelle Verträglichkeit steht an oberster Stelle, denn auch die gesündesten Nahrungsmittel (im Sinne von vollwertig) helfen nicht, wenn sie nicht richtig verdaut und verwertet werden können. So werden einige naturbelassene Nahrungsmittel, die zwar reichlich viele Vitamine und sekundäre Pflanzenstoffe enthalten oder auch grobe Vollkornprodukte, nicht von allen Patienten mit Reizdarm gut vertragen. Das hängt davon ab, wie leistungsfähig der Darm ist.

Tipp
Mit zunehmendem Alter wird die Verdauungstätigkeit träger. Milchsaure Gemüse und Enzyme können sie wieder anregen. Ananas als Frucht oder als Saft regt mit ihrem hohen Anteil an Bromelain die Verdauungsenzyme an. Sauerkraut ist ebenfalls hilfreich.

Gezielte Basenernährung bei Beschwerden

Gezielte Basenernährung bei Reizdarm

Günstig bei Reizdarm ist eine schonende basenreiche Ernährung bis hin zu einer basischen Trennkost. Salat, Rohkost, rohes Obst und Vollkornprodukte mit hohem Anteil an Ballaststoffen sollten in kleinen Mengen und nicht später als 16 Uhr gegessen werden. Sanft gegarte Speisen können verträglicher sein. Dünsten ist eine ideale Zubereitungsform, das schont die Mikronährstoffe.

- Basenfavoriten: sanft gegartes Gemüse, mild gewürzt, Karotten, Keimlinge.
- Basische Omega-3-Fettsäuren: langsam mit 1 TL Leinöl beginnen, nach Verträglichkeit auf 1 bis 2 EL täglich steigern.
- Basische Gewürze und Kräuter: Kurkuma (Gelbwurz), Petersilie, Dill, Basilikum, Salbei, Galgant.
- Biojoghurt mit Laktobazillen, da häufig eine Störung der Darmflora vorliegt.
- Statt Zucker und Fruchtzucker alternativ zum Süßen in geringen Mengen Melasse, Honig und Stevia verwenden.
- Frische Kräutertees, z. B. Pfefferminze oder Zitronenmelisse, trinken.
- Kefir, Molke, milden Naturjoghurt und Frischkäse bevorzugen.

Achtung!
Achtung bei diesen Lebensmitteln:
- Reizmittel wie Alkohol, Kaffee, Nikotin, scharfe Gewürze und Süßigkeiten meiden.
- Birnen- und Apfelsaft und alle Getränke, die mit Fruchtzucker gesüßt sind, meiden.
- Fette Speisen sparsam essen, insbesondere tierische Fette.

So könnte ein Tag aussehen
- Morgens: Buchweizenfrühstück (siehe S. 112)

INFO

Nahrungsmittelunverträglichkeit

Hinter Darmstörungen wie dem Reizdarm verbergen sich häufig Nahrungsmittelunverträglichkeiten. Das Weglassen bzw. Vermeiden von Fruktose und Sorbit führt bei etwa 50 % der Patienten mit Reizdarm zu einer deutlichen Verbesserung! Testen Sie aus, ob eine Nahrungsmittelunverträglichkeit besteht. Laktoseintoleranz oder Unverträglichkeit von Kuhmilcheiweiß sind häufig. Bei Glutenunverträglichkeit werden Lebensmittel, die Weizen, Gerste, Hafer, Roggen oder Dinkel enthalten, nicht vertragen. Kommt man unverträglichen Nahrungsmitteln auf die Spur, sollten diese mindestens drei Monate vom Speiseplan gestrichen werden. Wenn sich der Darm beruhigt hat, können Sie kleine Mengen wieder vorsichtig ausprobieren.
Prüfen Sie auch Zusatzinhaltsstoffe: Laktose (Milchzucker) ist häufig Bestandteil von Arzneimitteln, z. B. auch bei Tabletten der Schüßler-Salze!

- Zwischenmahlzeit: milder Biojoghurt mit 1 TL Leinöl
- Mittags: Buntes Gemüseragout mit frischen Sprossen und Bio-Kartoffeln
- Zwischenmahlzeit: Basenbrühe mit frischen Kräutern (siehe S. 25)
- Abends: Karottensuppe mit Kurkuma und Petersilie

Akuter Durchfall

» Durchfall (und Erbrechen) gehen häufig mit einer akuten Übersäuerung einher. Akuter Durchfall ist zunächst einmal eine gesunde Reaktion im Sinne eines Reinigungsprozesses auf unverträgliche Nahrungsmittel oder eingeschleppte Krankheitskeime. Durchfall kann auch durch ein Übermaß an Säuren ausgelöst werden. Ist der Nahrungsbrei stark übersäuert, z. B. durch unreifes Obst oder stark säuernde Speisen, kann es sein, dass der Darm ihn gar nicht vollständig resorbiert.

1. Basen-Soforthilfe

Innerhalb kurzer Zeit kann es zu Flüssigkeits- und Mineralienverlusten kommen, die unbedingt ausgeglichen werden müssen. Um die akute Übersäuerung zu reduzieren, sofort Speisen wie Rohkost, Zucker, tierisches Eiweiß, Kaffee und scharfe Speisen stoppen. Gleiches gilt für säurereiche Nahrungsmittel wie Fleisch und Wurst. Keine Laktose, zunächst wenig Ballaststoffe, um den Darm nicht zu stark zu belasten.

Tipp
Bei Neigung zu Übelkeit: ein Stück frischen Ingwer kauen.

Flüssige Nahrung. Um den Flüssigkeitsverlust auszugleichen, viel trinken wie stilles Wasser, ungesüßter Kräutertee, z. B. dünner Pfefferminztee. Gleichen Sie mögliche Mineralverluste durch einfache, selbst gemachte Basenbrühe (siehe S. 25) aus. Auf feste Nahrung sollten Sie, bis auf etwas Dinkelzwieback, kurzfristig verzichten, um die geschädigte Darmschleimhaut nicht weiter zu reizen.

Geriebener Apfel. Als Soforthilfe fein geriebene Äpfel essen. Die dabei freigesetzten Pektine binden Schadstoffe, Säuren und Krankheitserreger. Gleichzeitig haben sie eine schleimhautschützende Wirkung und normalisieren die Verdauung. Die Äpfel (aus Bio-Anbau!) werden gut gewaschen und mit der Schale gerieben. Verzehren Sie ein bis zwei Tage lang täglich 0,5 bis 1 kg geriebene Äpfel, auf jeweils fünf Mahlzeiten verteilt.

Auch pürierte reife Bananen lindern die Beschwerden. Getrocknete Heidelbeeren wirken leicht »stopfend« (frische Heidelbeeren und Saft wirken gegenteilig); essen Sie täglich 1 EL getrocknete Beeren, die Sie sehr gut und lange kauen.

MINERALSALZE

Schüßler-Salze und Heilerde

Schüßler-Salze können unterstützend eingesetzt werden. Nr. 6 Kalium sulfuricum D6 ist passend bei Gärungs- und Fäulnisprozessen im Darm. Es unterstützt die Leber und besitzt entgiftende Wirkung. Nr. 8 Natrium chloratum D6 wird eingesetzt bei wässrigen oder schleimigen Durchfällen. Das Salz reguliert den Wasserhaushalt.

Riecht der Stuhl sauer, hat eine gelblich-grünliche Farbe und ist die Zunge gelblich belegt, ist das ein Hinweis auf Natrium phosphoricum D6. Bei akuten Beschwerden: alle 15 Minuten 1 Tablette im Munde zergehen lassen. Nach Besserung auf dreimal täglich 2 Tabletten reduzieren. Heilerde bindet Säuren und Giftstoffe. Da sie aber auch »gute« Substanzen wie Vitamine bindet, sollte sie nur einige Tage (etwa eine Woche) eingenommen werden.

Anschließend zur Regeneration und zum schonenden Aufbau: Karotten kochen, pürieren mit etwas Meersalz. Diese basische Speise ist eine Wohltat für den Darm.

Äußerliche Basen-Anwendung

Feucht-warme Auflagen auf den rechten Oberbauch im Bereich der Leber wirken beruhigend und krampflösend.

TIPP
Bei Kindern, speziell Säuglingen, kommt es wegen der geringen Körpergröße schnell zu gefährlichen Flüssigkeits- und Mineralienverlusten. Je jünger ein Kind ist, desto eher sollte ein Arzt aufgesucht werden.

2. Umstellung auf Basenernährung

Eine basenüberschüssige Ernährung beruhigt den Darm und hält ihn gesund. Werden Säuren in der Ernährung reduziert, durch wenig Fleisch und Wurst, gehen Gärung und Übersäuerung im Darm zurück. Die Ernährung sollte schonend umgestellt, Rohkost zunächst zurückhaltend eingesetzt werden. Gut verträglich sind mild gedämpftes Obst und Gemüse.

Gezielte Basenernährung bei Durchfallneigung

- Wenn die akuten Beschwerden vorbei sind, haben sich zur Umstimmung zwei klassische basische Entlastungstage bewährt.
- Bei erhöhter Stuhlfrequenz bzw. Aufbaukost: gedünstete Karotten und Salzkartoffeln.
- Gut magen- und darmverträglich ist folgende Suppe: 20 g Haferflocken in ¼ Liter Gemüsebrühe etwa fünf bis zehn Minuten köcheln.
- Empfehlenswerte Lebensmittel: Kefir, Sauermilch, Mandelmilch, Biojoghurt, Zucchini, Spinat, Kohlrabi, Schwarzwur-

zeln, Speisen mit Bitterstoffen, Reiswaffeln und kalt gepresste Pflanzenöle.

Achtung!
Unreifes Obst kann Durchfall hervorrufen. Zucker meiden, weil er Gärungsprozesse in Gang setzt. Tabak und Kaffee können ebenfalls Durchfall auslösen.

So könnte ein Tag aussehen
- Morgens: Buchweizen mit Mandelmilch, Reiswaffeln
- Zwischenmahlzeit: fein geriebene Äpfel, Bananen
- Mittags: gedünstete Karotten, Salzkartoffeln
- Zwischenmahlzeit: Mandelmilch, Banane
- Abends: Basensuppe mit etwas Leinöl

INFO
Fruchtzuckerunverträglichkeit

Die Aufnahme von Fruchtzucker (Fruktose) bereitet vielen Menschen Schwierigkeiten. Einige Schätzungen gehen sogar von etwa einem Drittel der Bevölkerung aus. Die Betroffenen reagieren mit Durchfall, Blähungen und Völlegefühl. Im Darm geschieht Folgendes: Der Fruchtzucker wird von der Darmflora vergoren, es entstehen Gase und der Flüssigkeitshaushalt wird gestört. Der ärztliche Nachweis einer Fruchtzuckerunverträglichkeit erfolgt mit einem Atemtest.

Verstopfung

» Von Verstopfung spricht man, wenn der Darm seltener als dreimal pro Woche entleert wird. Wenn die Verdauung regelmäßig streikt, ist das nicht nur unangenehm, wegen möglichem Völlegefühl oder aufgeblähtem Bauch, sondern auch ungesund, weil es durch die Verstopfung unweigerlich zu einer Übersäuerung und einer Art Selbstvergiftung kommt. Durch den verlängerten Aufenthalt des Nahrungsbreies kann es im Darm zu Gärung und Fäulnis kommen. Die Zersetzungsprodukte und Säuren belasten den Organismus.

1. Basen-Soforthilfe

Bei akuten Beschwerden: Säuren einschränken, vor allem Zucker, Weißmehl und fette Speisen, bitterstoffreiche Speisen verzehren, einmalig Sauerkrautsaft trinken; bei chronischer Verstopfung Kur mit Sauerkrautsaft oder Magnesium. Zwei bis drei basische Entlastungstage einlegen und Darmreinigung durchführen. Wenn Sie gelöstes Bittersalz (Magnesiumsulfat) trinken, reinigen Sie nicht nur den Darm, sondern führen Ihrem Körper auch Magnesium zu: 1 TL Bittersalz in einem Glas mit 50 ml Wasser ansetzen und abgedeckt

GEZIELTE BASENERNÄHRUNG BEI BESCHWERDEN

über Nacht stehen lassen. Am nächsten Morgen mit warmem Wasser auffüllen (bis ¼ Liter) und nüchtern mit einem Spritzer frischer Zitrone trinken.

> **MINERALSALZE**
>
> **Magnesium**
>
> Das basische Mineral Magnesium 600 mg führt auf milde Weise ab. Es ist besonders zu empfehlen, wenn Sie gleichzeitig angespannt oder gestresst sind.

Äußerliche Basen-Anwendung

Führen Sie eine Bauchmassage im Uhrzeigersinn aus oder massieren den unteren Rücken von oben nach unten mit der Hand; das aktiviert die Meridiane und den Zustimmungspunkt des Dickdarms sowie weitere wichtige Energiepunkte. Oder machen Sie einen Leberwickel, das regt die Leberfunktion und allgemein die Verdauung an.

2. Umstellung auf Basenernährung

Man sollte auf eine basenbetonte Küche umstellen, mit dem Ziel einer regelmäßigen Stuhlentleerung, damit Übersäuerung und Zersetzungsprodukte nicht länger den Organismus belasten. Ballaststoffe sind wichtig, denn sie reinigen die Darmwände und ziehen Säuren und andere unerwünschte Stoffe mit hinaus. Ihr Anteil sollte aber nicht überstürzt, sondern nach und nach gesteigert werden.

Gezielte Basenernährung bei Verstopfungsneigung

Basenreiche Ernährung mit Kalium (Kaliummangel verstärkt die Verstopfung) und Magnesium. Basenfavoriten sind grünes Blattgemüse, Salat, Weizenkeime, Kalium in Sojabohnen, Kartoffeln, Petersilie. Basenfavoriten mit gutem Ballaststoffanteil sind: Topinambur, Lauch und Mangold. Steigern Sie die Ballaststoffe nur langsam. Mit basischen Kräutern, wie Kümmel, Fenchel und Anis, würzen. Die Leber und Galle unterstützen mit Chicorée, Löwenzahn, Artischocke, Pfefferminze und Gelbwurz.

Tipp

Bitterstoffe regen die Ausscheidung von Säuren und anderen Rückständen an: Anregende Gewürze für den Darm, die gleichzeitig auch gut für Leber und Galle sind: Koriander, Galgant und Ingwer.

Viel trinken ist wichtig, 2,5 bis 3 Liter täglich. Morgens sofort nach dem Aufstehen ein Glas stilles warmes Wasser trinken. Quellstoffe wie Leinsamen mit reichlich Flüssigkeit (pro EL 200 ml Flüssigkeit) essen. Empfehlenswert bei Verstopfungsneigung sind auch Sesamsamen, Sonnenblumenkerne, Kürbiskerne, Feigen, Tamarindenmus, Amarant und Hafer.

Achtung!

Vorsicht ist bei pflanzlichen Abführmitteln geboten, auch wenn sie natürlichen Ursprungs sind: Sennesblätter und Faulbaumrinde sind wirklich nur für den kurzfristigen Gebrauch (max. ein bis zwei Wochen) geeignet. Eine längere Verwendung führt zu einem Gewöhnungseffekt sowie zu Kaliummangel, was wiederum die Verstopfung verstärkt. Möglichst keine Weißmehlprodukte verzehren, weil sie arm an Kalium und Ballaststoffen sind.

So könnte ein Tag aussehen
- Morgens: Amarant-Soja-Frühstück (siehe S. 113), Pfefferminztee
- Snack: Selleriebrühe mit Liebstöckel (siehe S. 25)
- Mittags: Gemüsesticks mit Kräutercreme, Petersilie und Sojasprossen, Kartoffeln
- Snack: Schälchen getrocknete Aprikosen (ungeschwefelt)
- Abends: Mangoldeintopf (siehe S. 125)

TIPP
Regelmäßiges tiefes Atmen in den Bauchraum fördert die Durchblutung des Darms und der Bauchorgane und die Abatmung von Säuren.

Leber- und Gallebeschwerden

»Die Leber ist die große Entgiftungszentrale des Körpers. Sie wird wegen ihrer Leistungsfähigkeit auch als »chemische Fabrik« bezeichnet. Ihre wichtigsten Aufgaben sind die Produktion von basischem Gallensaft für die Fettverdauung und die Entgiftung des Körpers von Säuren und Stoffwechselabbauprodukten, Alkohol und Medikamenten. Anzeichen für eine gestörte Leber-/Gallenfunktion können sein: Unverträglichkeit von fettem Essen, Eier oder Sahne, Völlegefühl, Blähungen, Kopfschmerzen nach den Mahlzeiten sowie eine gelblich belegte Zunge. Ein altes chinesisches Sprichwort lautet: »Die Müdigkeit ist der Schmerz der Leber.«

1. Basen-Soforthilfe

Zur Entlastung und Regeneration von Leber und Galle helfen eine Einschränkung von tierischem Eiweiß und eine Entlastung mit viel frischem Gemüse und leicht verdaulichen Fetten und einer sofortigen Reduktion von Zucker und natürlich Alkohol. Wichtig: Trennen Sie strikt rohe und gekochte Speisen, um die Leber und die gesamte Verdauung nicht zu überlasten. Das gilt insbesondere für frisches Obst mit gekochtem Gemüse.

Bei Fettleber durch Überernährung: sofortige kalorienreduzierte, basenreiche Ernährung ohne Zucker und Alkohol. Achtung: Heilfasten ist ein Risikofaktor für Gallensteine!

MINERALSALZE
Schüßler-Salze für Leber und Galle

Salz Nr. 6 Kalium sulfuricum unterstützt und regt die Leber bei der Entgiftung an. Auch Nr. 9 Natrium phosphoricum und Nr. 10 Natrium sulfuricum fördern die Leberaktivität und die Galle. Nr. 9 reguliert den Fettstoffwechsel und die Fettverbrennung und wirkt damit entlastend auf die Galle. Nr. 10 regt den Gallenfluss an und spielt eine wichtige Rolle bei der Entgiftung und Ausscheidung überflüssiger Stoffe. Eine Kur mit den Salzen sollte über einen längeren Zeitraum durchgeführt werden. Das stärkt die Arbeitsfähigkeit und führt zu einer Erholung des Lebergewebes.

Entlastungstage. Günstig ist eine Basenwoche oder drei Entlastungstage mit klassischer Basenbrühe, frischen Kräutern und milden Basensuppen. Basische Bitterstoffe wie Artischocke und Löwenzahn beruhigen die Leber.

Apfelschalentee. Für den basischen Apfelschalentee 1–2 TL getrocknete und zerkleinerte Apfelschalen mit 250 ml siedendem Wasser aufsetzen, 10 Minuten zugedeckt ziehen lassen, abseihen und warm trinken oder einen roh, mit der Schale geriebenen Bio-Apfel essen.

Äußerliche Basen-Anwendung
Ein basischer Leberwickel fördert auf reflektorischem Wege die Funktion und Durchblutung der Leber. Dazu 2 TL Natriumbikarbonat in einem ¼ Liter heißen Wasser auflösen. Einen Waschlappen eintauchen, auswringen und auf die Leberregion (rechter Rippenbogen) legen, mit einem Handtuch abdecken und eine Wärmflasche darauf legen. Abends angewendet, wirkt der Leberwickel schlaffördernd.

2. Umstellung auf Basenernährung

Die Verbesserung der Verdauungsvorgänge durch eine basenreiche Ernährungsumstellung führt zu einer Entlastung der Leber, da der Zustrom von belastenden Substanzen, die über die Pfortader in die Leber gelangen, z. B. Ammoniak, Indole und Phenole, reduziert wird.

Bei Übergewicht sollte das Gewicht reduziert werden. Sehr schnelle Gewichtsabnahme, die durch strenge Diäten oder Fasten erzielt werden, fördern aber das Risiko für Gallensteinen. Deshalb besser schonend mit Basenernährung abnehmen.

Komplexe Kohlenhydrate (Gemüse, Getreide) sind besser für die Leber, schnell resorbierbare Kohlenhydrate wie Zucker und Weißmehl dagegen ungünstig, daher sparsam einsetzen. Entlasten Sie die Leber mit leicht verdaulichen Fetten aus hochwertigen pflanzlichen Ölen. Legen Sie einmal pro Woche einen Entlastungstag mit Basensuppen und Gemüse ein.

Gezielte Basenernährung bei Leber- und Gallebeschwerden

Eine milde, leichte, basenreiche Ernährung ist gut für Leber und Galle. Kaufen Sie möglichst biologische Produkte, da sie giftarm sind und die Leber nicht überfordern. Verwenden Sie kalt gepresste pflanzliche Öle mit einem hohen Anteil an ungesättigten Fettsäuren wie Lein- oder Rapsöl. Hochwertiges Olivenöl ist eine Wohltat für die überlastete Leber.

Mild gedämpftes Obst ist oftmals besser bekömmlich als rohe Früchte (Ausnahme: Bananen und Beeren). Basische Bitterstoffe in Chicorée, Oliven, Artischocken und Radieschen stärken die Leberfunktion. Außerdem regen sie die Bildung der Gallenflüssigkeit an und setzen verschiedene verdauungsfördernde Prozesse in Gang, die verhindern, dass es im Darm zu einer Übersäuerung kommt.

Grünes Obst, Gemüse und Wildkräuter wie Löwenzahn, Spinat, Gurken und Äpfel stärken Leber und Galle. Gut sind auch Endivie, Mangold, Winterrettich, Sellerie sowie Säfte und Gemüse aus Rote Bete und Möhren. Bei Störungen der Fettverdauung und Problemen mit der Galle frischen Möhrensaft trinken. Leberfreundliche Gewürze und Kräuter sind z. B. Kurkuma, Pfefferminze, Schafgarbe und Kardamom.

Achtung!
- Bei Gallebeschwerden säuerndes Eiweiß wie Fleisch, Butter und fette Speisen sparsam zu sich nehmen. Auf Innereien, geräuchertes Fleisch, Schweinefleisch, Speck, Geflügelhaut und Wurst ganz verzichten.
- Gebackene, frittierte oder panierte Zubereitungen, ob Bratkartoffeln, Rösti oder Fleisch, sind für Leber und Galle eine Belastung. Günstige Zubereitungsarten sind Dämpfen und Kochen.
- Auf Alkohol, Zigaretten und Medikamente (so weit wie möglich) wegen der Leberbelastung verzichten. Vorsicht mit Schmerzmitteln wie Paracetamol, die die Leber schädigen können.
- Essen Sie wenig bis gar keinen Zucker, denn er fördert – über den erhöhten Insulinspiegel – eine gesteigerte Fett- und Triglyzeridproduktion.
- Fast Food kann die Leber schädigen. Die gesteigerte Aufnahme von Kohlenhydraten und gesättigten Fettsäuren lässt Leberenzyme (GPT) in die Höhe steigen, die eine Lebererkrankung anzeigen.

Tipp
Hormone werden über die Leber abgebaut, deshalb kann die langjährige Einnahme der »Pille« die Leber belasten!

So könnte ein Tag aussehen
- Morgens: Pfefferminztee, Buchweizenfrühstück (siehe S. 112)
- Snack: Möhrensaft mit ¼ TL Leinöl
- Mittags: Chicorée-Salat mit Radieschen, Karotten, Gurken (siehe S. 116)
- Snack: Banane
- Abends: Kräuter-Ratatouille (siehe S. 126)

Tipp
Tagsüber mehrere kleine Mahlzeiten zu sich nehmen, um die Galle zu einer regelmäßigen Entleerung anzuregen.

GEZIELTE BASENERNÄHRUNG BEI BESCHWERDEN

Chronisch entzündliche Darmerkrankungen (CED)

Zu den chronisch entzündlichen Darmerkrankungen (CED) zählen Morbus Crohn und Colitis ulcerosa. Als Ursachen vermutet man unter anderem Autoimmunprozesse, aber auch genetische Faktoren. Durchfall kann aber auch Ausdruck starker seelischer Belastungen und innerer Konflikte sein.

Das Allgemeinbefinden und die Lebensqualität sind stark beeinträchtigt. Untersuchungen zeigen, dass Menschen mit CED häufig unter einem Mangel an basischen Mineralien und speziell an Eisen leiden, hervorgerufen durch chronischen Blutverlust, Resorptionsstörungen und die unzureichende Zufuhr mit der Nahrung.

Die Ernährung bei CED sollte jeweils der individuellen Situation angepasst sein. Häufig gibt es individuelle Unverträglichkeiten. Da der Darm in seiner Leistungsfähigkeit erheblich eingeschränkt ist, darf die Ernährung nicht belasten, sondern sollte schonend sein. Als Basis ist eine schonende basenreiche und säurearme Kost sinnvoll, um den Darm zu beruhigen. Damit lässt sich das Allgemeinbefinden bessern. Im beschwerdefreien Zeitraum sind klassische basische Entlastungstage geeignet. Im akuten Stadium muss der Darm geschont werden.

Basische Trennkost

- Geeignet ist eine der mediterranen Küche angelehnte Basenkost. Dazu gehören hohe Zufuhr an Mineralien und Vitaminen, Omega-3-Fettsäuren, antioxidanzienreiche Speisen und wenig tierische Fette. Empfehlenswert sind basische Gemüse, wie Brokkoli, als Gewürze: Kümmel, Fenchel, Minze, Zimt
- Als aufbauende Kost, wenn die akute Entzündungsphase vorbei ist, wird z. B. eine leichte Kartoffelsuppe meistens gut vertragen. Wenn man Getreide isst, dann vorzugsweise Dinkel, fein geschrotet. Weizen und Weißmehl sollten möglichst ganz weggelassen werden.
- Kein Schweinefleisch und keine Wurst essen. Auf Tabak und Kaffee verzichten. Alle Reizfaktoren müssen ausgeschaltet werden. Achtung bei Fruktose und Sorbit.
- Ein Versuch mit Leinöl ist es wert. Beginnen Sie mit einem halben Teelöffel. Nach Verträglichkeit langsam bis auf 1 bis 2 EL steigern. Einen positiven Einfluss haben auch Nachtkerzenöl oder Borretschsamenöl mit ihren entzündungshemmenden Eigenschaften.
- Nahrungsmittelunverträglichkeiten abklären lassen. Isolierte Zucker, gehärtete Margarine, Kuhmilch und Weizen werden bei Morbus Crohn als begünstigende Faktoren gesehen. Darmsanierung durchführen.
- Mangel an fettlöslichen Vitaminen A, D, E und K ebenso wie B_{12}, Zink und Selen ausgleichen. Eisenreiche basische Nahrungsmittel wie z. B. Haferflocken, Soja, Hirse und Fleisch zu sich nehmen.

Stoffwechsel

»Eure Nahrungsmittel sollen eure Heilmittel sein, und eure Heilmittel sollen eure Nahrungsmittel sein«, empfahl Hippokrates schon vor mehr als 2000 Jahren. Das gilt heute wie damals besonders für Stoffwechselstörungen wie Übergewicht, Gicht oder Diabetes.

Erhöhte Harnsäurewerte und Gicht

» Harnsäure entsteht als Stoffwechselendprodukt beim normalen Um- und Abbau von Körperzellen (Zellkerne, Purine). Purine werden aber auch mit der Nahrung zugeführt, je mehr, desto mehr Harnsäure bildet sich im Körper. Eine Erhöhung der Harnsäurewerte im Blut über 7 mg/dl kann sich als Gicht oder in Form von Nierensteinen (Gichtniere) bemerkbar machen. Bei hoher Harnsäurekonzentration fallen Harnsäurekristalle aus, lagern sich vorzugsweise in den Gelenken ab und führen dort zu Entzündungen. Gicht ist keine Krankheit der Gelenke, auch wenn dort der Schmerz zuerst auftritt, sondern eine erblich bedingte Stoffwechselstörung, bei der die Harnsäureausscheidung über die Niere gestört ist.

1. Basen-Soforthilfe

Akute Gelenkbeschwerden durch erhöhte Harnsäurewerte sind Ausdruck einer Säureattacke. Säuren aus der Nahrung müssen daher sofort auf ein absolutes Minimum reduziert werden, um den Körper zu entlasten.

Entlastungstage. Machen Sie 2–3 Entlastungstage mit Gemüse, Gurken und Basenbrühe als Einstieg oder eine intensive Entsäuerung mit Reis- oder Obsttagen über zwei bis drei Tage (siehe S. 26), um die Gelenk- und Gewebeübersäuerung abzubauen. Durch den Rückgang der Übersäuerung bessern sich die Beschwerden.

Basische Trinkkur. Trinken Sie über 2 Tage stilles Wasser und Harnsäuretee. Dazu Löwenzahn, Brennnessel, Birke und Pfefferminze zu gleichen Teilen mischen, 1 TL pro Tasse, 10 Minuten ziehen lassen. Oder verwenden Sie grünen Hafertee aus dem Reformhaus, das fördert die Ausscheidung von Harnsäure. Über den Tag verteilt bis zu 3 Liter Harnsäuretee oder Hafertee trinken (2 Tage lang). Entlastend wirken auch Säfte von Karotten, Kartoffeln oder Kohl.

> **MINERALSALZE**
> **Silicea**
> Bei Gicht ist eine gute Versorgung mit Natrium phosphoricum und Silicea wichtig, denn Nr. 9 neutralisiert Säuren und bei einem gestörten Silicea-Haushalt findet sich ein Harnsäureüberschuss. Für die reibungslose Ausleitung und Ausscheidung sorgt Nr. 10 Natrium sulfuricum.

Alkalisieren Sie den Urin mit Basenpulver oder -tabletten – das fördert die Ausscheidung von Harnsäure.

Äußerliche Basen-Anwendung

Basische Kohlumschläge für das betroffene Gelenk leiten Giftstoffe aus, Eisumschläge oder Kaltgüsse lindern die Beschwerden. Hilfreich ist auch ein Entsäuerungsbad (siehe S. 30).

2. Umstellung auf Basenernährung

Häufig geht der akuten Gicht eine längere Zeit von säurelastiger Ernährung voraus. Durch eine Ernährungsumstellung lassen sich gute Verbesserungen bei Gicht bzw. erhöhten Harnsäurewerten erzielen. Besonders günstig hat sich eine basenreiche, überwiegend vegetarische Ernährung mit fettarmen Milchprodukten bewährt. Ziel ist eine dauerhafte Senkung der Harnsäurewerte auf 5 bis 5,5 mg/dl.

Nach den ersten Tagen der Intensiv-Entsäuerung 4 Wochen basische, tiereiweißarme Ernährung, aber ohne Hülsenfrüchte durchführen. Oder die Intensivform »Eiweißfasten nach Prof. Wendt« über mehrere Wochen (siehe S. 27). Legen Sie anschließend regelmäßig einmal pro Woche einen basischen Entlastungstag zur Entsäuerung (s. siehe S. 25) ein.

Gezielte Basenernährung bei Gicht

- Als Basis mehr Obst und Gemüse sowie Dill essen. Basenfavoriten sind Gurken. Sie regen die Ausscheidung von Harnsäure an, außerdem Paprika, Kohlrabi und Möhren.
- Täglich mindestens 2 Liter basische Getränke zu sich nehmen, um überschüssige Harnsäure loszuwerden; ideal sind reines Wasser, basische Kräutertees sowie grüner Hafertee.
- Proteinreiche, säurelastige Nahrungsmittel wie Fleisch, Fisch oder Wurst als kleine Portion höchstens 2- bis 3-mal pro Woche essen. Fettarme Milch und Milchprodukte als Eiweißquelle anstelle von Fleisch und Wurst bevorzugen.

Achtung!

- Die säurelastigsten Nahrungsmittel mit dem höchsten Puringehalt sind Innereien und Fleischextrakte. Entfernen Sie die Haut bei Geflügel, da sie sehr fett- und purinreich ist.
- Üppige (Fleisch-)Mahlzeiten hemmen die Ausscheidung der Harnsäure.
- Alkohol, vor allem Bier (auch alkoholfreies) erhöht den Harnsäurespiegel.
- Hülsenfrüchte enthalten Harnsäure bildende Purine. Deshalb, obwohl wertvol-

Puringehalt in Nahrungsmitteln (Harnsäuregehalt).

niedrig/purinfrei (0–50 mg/100 g)	mittel (50–150 mg/100 g)	hoch (> 150 mg/100 g)
- Gemüse: Karotten, Tomaten, Blumenkohl, Paprika, Rettich - Salat - Kartoffeln, Reis - Getreideprodukte - Obst - Nüsse - Fette, Öle - Milch, Buttermilch, Joghurt, Emmentaler - Eier	- Gemüse: Kohl, Lauch Spargel, Bohnen, Spinat, grüne Erbsen, Pilze - Hülsenfrüchte - Soja, Tofu - Grünkern, Hirse - Geflügel: Ente, Fasan, Huhn - Fleisch: Rindfleisch - Wurst - Fisch: Kabeljau, Karpfen, Lachs	- Linsen - Innereien - Fleisch: Schweinefilet - Fleischbrühe, Brühwürfel - Geflügel, bes. Haut von Geflügel - Fisch: Ölsardinen, Räucherlachs, Anchovis, Sprotten, Makrele - Meeresfrüchte, Krustentiere

le Nahrungsmittel, bei Gicht nur zurückhaltend essen. Am meisten Harnsäure entsteht durch Sojabohnen.
- Gerichte dünsten statt braten. Die Purine gehen dann ins Kochwasser über und lassen sich abgießen.
- Strenge Diäten oder radikales Fasten können einen akuten Gichtanfall auslösen durch Freisetzung von Säuren. Bei Neigung zu Gicht sollten Sie vorsichtshalber nur unter therapeutischer Aufsicht heilfasten.
- Medikamente wie Aspirin und Abführmittel erhöhen das Gichtrisiko bei entsprechender Neigung.

So könnte ein Tag aussehen
- Morgens: Buchweizenfrühstück mit fettarmer Milch (siehe S. 112)
- Snack: Hafertee, 1 Banane
- Mittags: Kräuter-Ratatouille (siehe S. 126) mit Karotten-Apfel-Salat und Reis
- Snack: Gemüsesticks (Kohlrabi, Möhren, Paprika) mit Kräutercreme
- Abends: Basensuppe mit Lauch und Kartoffeln

Tipp
Bewegung fördert die Ausscheidung von Harnsäure und anderen belastenden Stoffen.

Gestörter Fettstoffwechsel, erhöhte Cholesterinwerte

» Zu den wichtigsten Blutfetten zählen Cholesterin und Triglyzeride. Erhöhte Blutfettwerte begünstigen die Entstehung von Gefäßverkalkung (Arteriosklerose) und erhöhen das Herzinfarktrisiko. Auf die Blutfettwerte und den Cholesterinspiegel wirkt sich Basenernährung äußerst günstig aus. Etwa 30 % des mit der Nahrung aufgenommenen Cholesterins sind im Fleisch enthalten. Und so ist die Änderung der Ernährungsgewohnheiten die Grundlage jeder erfolgreichen Behandlung.

1. Basen-Soforthilfe

Eine Entsäuerung wirkt sich bei Fettstoffwechselstörungen sehr günstig aus. Kurzfristig zur Umstellung auf eine basenbetonte Ernährung ist eine sofortige Entlastung von säuerndem Eiweiß, tierischen Fetten und Zucker sinnvoll. Idealer Ausgangspunkt für die Ernährungsumstellung ist eine Basis-Basenwoche (z. B. mit Äpfeln) oder 3 basische Kartoffeltage mit viel Gemüse und geriebenem Apfel. Als Getränk: reines Wasser und Apfelschalentee.

Äußerliche Basen-Anwendung

Nehmen Sie einmal pro Woche ein Entsäuerungsbad, das entlastet und fördert eine Säure-Basen-Balance.

2. Umstellung auf Basenernährung

Eine basenreiche Ernährung, überwiegend laktovegetabil, ist ideal. Ziel ist es dabei, die Fettaufnahme zu normalisieren (weniger als 30 % der täglichen Gesamtenergie) und möglichst nur hochwertige ungesättigte Fette und Öle auszuwählen.

Gezielte Basenernährung bei Fettstoffwechselstörungen

Ideal ist ein regelmäßiger basischer Entlastungstag mit Kartoffeln oder Basensuppen einmal pro Woche, der entsäuert und entschlackt.

Basenfavoriten. Knoblauch, Zwiebeln, Bärlauch und Artischocken senken den Cholesterinspiegel. Zum empfehlenswerten Basengemüse gehören Topinambur, Schwarzwurzeln und Rettich, zum Basenobst Äpfel, Aprikosen und Zitrusfrüchte, zu basischen Gewürze, Samen und Kräuter: Kurkuma, Sesamsamen, Bitterstoffe. Avocado enthält hochwertige pflanzliche basische Fette und ist frei von Cholesterin.

MINERALSALZE
Fettstoffwechsel regulieren

Begleitend können die Salze Nr. 9 Natrium phosphoricum und Nr. 7 Magnesium phosphoricum sinnvoll sein, da sie bei der Regulation des Fettstoffwechsels helfen. Zur kurzfristigen Entlastung können alternativ Basenpräparate unterstützend wirken.

Tipp

Verwenden Sie hochwertige, pflanzliche, kalt gepresste Öle. Sehr wertvoll sind Omega-3-Fettsäuren bzw. die Alpha-Linolensäure. Diese senkt zwar nicht den Cholesterinspiegel, aber beeinflusst den Triglyzeridspiegel positiv. Vorkommen in Leinöl, Rapsöl, Soja- und Walnussöl. Nehmen Sie daher täglich 1–2 TL Leinöl zu sich.

Weitere Empfehlungen.

- Essen Sie Buchweizen (»Anti-Fett-Getreide«) und gelegentlich auch Dinkel. Sojaprodukte senken das ungünstige LDL-Cholesterin.
- Besser als Fleisch ist etwa einmal pro Woche frischer Fisch, gekocht oder gedünstet, der mit reichlich Gemüse zu einem basenneutralen Gericht wird.
- Ballaststoffe sind wichtig, weil sie die Ausscheidung von Cholesterin durch die Bindung von Gallensäuren fördern: Gemüse und Sojalecithin.
- Bei den Milchprodukten Frischkäse, Kefir, Buttermilch und Molke bevorzugen.

Achtung!

- Vorsicht mit gesättigten Fettsäuren (z. B. in Kokosfett, Bratfetten, Fleisch, Wurst und Butter enthalten).
- Möglichst wenig belastenden Zucker, Teigwaren und Weißmehl verzehren, denn auch ein Übermaß an Kohlenhydraten kann erhöhte Blutfettwerte hervorrufen.
- Möglichst keinen Zucker essen, denn er begünstigt indirekt eine gesteigerte Fett- und Triglyzeridproduktion.
- Fruktose und andere Zuckeraustauschstoffe meiden, da sie die Bildung von Triglyzeriden fördern.
- Keine Krabben und Muscheln essen.
- Alkohol sparsam einsetzen – denn er führt zum Anstieg der Triglyzeride. Kein Alkohol bei erhöhten Triglyzeridwerten.
- Auf fetten oder lange gereiften Käse verzichten.

So könnte ein Tag aussehen

- Morgens: Buchweizenfrühstück mit Sesam, Apfelschalentee mit Zimt
- Snack: frisch gepresster Apfelsaft
- Mittags: Topinambur gebraten mit Kurkuma und Kartoffeln, Rettichsalat (siehe S. 119, 136)
- Snack: Avocadocreme mit Stangensellerie (siehe S. 134)
- Abends: basische Miso-Suppe (siehe S. 124)

Tipp

Die Fähigkeit zur Entspannung spielt eine große Rolle, denn es besteht ein Zusammenhang zwischen negativem Dauerstress (Übersäuerung!) und erhöhten Blutfettwerten. Zu einer Erhöhung der Blutfettwerte können übrigens auch Östrogene wie die »Pille« führen.

Übergewicht

» Übergewicht ist nicht nur die Folge falscher Ernährung, sondern auch von Stoffwechselbelastungen und -blockaden. So kann eine langjährige Übersäuerung, die das Bindegewebe erheblich belastet, das Abnehmen behindern. Deshalb sind sanfte Entsäuerung, Entgiftung und Entlastung so wichtig. Eine sehr schnelle Gewichtsabnahme wie strenge Diäten oder Fasten fördert übrigens das Risiko von Gallensteinen. Deshalb besser schonend abnehmen mit Basenernährung. Die gute Nachricht: Basische Ernährung führt ohne Hunger auf natürlichem Wege zu einem normalen Körpergewicht und einem stabilen Insulinstoffwechsel.

1. Basen-Soforthilfe

Als Einstieg eine Wochenend-Basenkur mit wenig tierischem Eiweiß, ohne Fleisch und Wurst oder besser noch eine Basis-Basenwoche (siehe S. 21) durchführen. Basische Entlastungstage als Kartoffel-Topinambur-Tage oder nach Saison als Spargel-Kartoffel-Tage (siehe S. 26) einlegen.

Stoffwechsel-Tee. 30 g Löwenzahn, 20 g Brennnesselblätter, 20 g Birkenblätter, 20 g Ackerschachtelhalm und 10 g Holunderblüten mischen. 1 TL mit einer Tasse kochendem Wasser übergießen, zehn Minuten zugedeckt ziehen lassen und abseihen. Drei bis vier Tasse pro Tag trinken. Außerdem reines, stilles Wasser und Ingwerwasser zur Anregung der Fettverbrennung trinken.

Äußerliche Basen-Anwendung

Leberentgiftungswickel und Entsäuerungsbäder sind hilfreich, ebenso wie Sauna. Viel Bewegung an der frischen Luft ist wichtig, damit unerwünschte Stoffe schneller ausgeschieden und Säuren abgeatmet werden. Um abzunehmen, sollten Sie mindestens 30 Minuten trainieren (Ausdauersport wie Radfahren oder Walken), damit Fett verbrannt wird. Fettzellen werden dann durch Muskelzellen ersetzt.

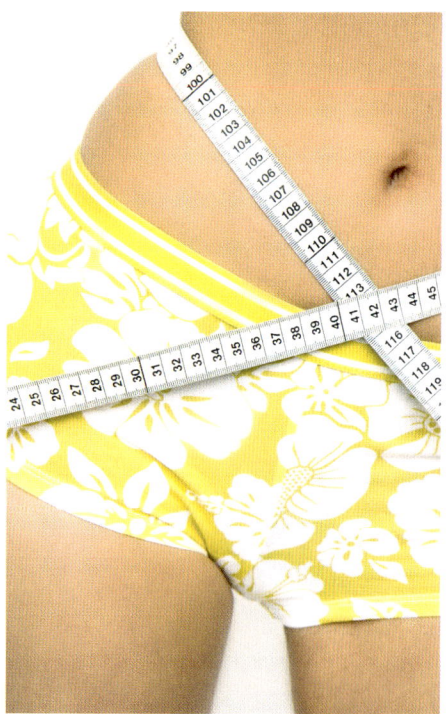

MINERALSALZE

Schüßler-Salz Nr. 9

Wer abnehmen möchte, sollte seinen Körper mit einem Basenmittel oder Schüßler-Salzen unterstützen, denn es kommt zum Anstieg von Säuren und der verstärkten Freisetzung von Giftstoffen aus dem Fettgewebe. Salz Nr. 9 Natrium phosphoricum gilt als Neutralisationsmittel und hat eine besondere Beziehung zum Fettstoffwechsel. Es regt den Körper an, vermehrt Fett zu verbrennen.

Speziell für die natürliche und sanfte Gewichtsregulierung wurde »Das Mineralsalz-Paket zum Abnehmen« bei Gewichtsproblemen entwickelt. Genaue Anleitungen mit vielen Rezepten finden Sie in meinen Büchern »Natürlich abnehmen mit Schüßler-Salzen« und »Schüßler-Salze, Der Abnehmplaner«.

2. Umstellung auf Basenernährung

Basenreiche Ernährung ist keine Diät. Dennoch verlieren Sie mit basenüberschüssiger/basenreicher Ernährung mittel- und langfristig ganz natürlich überschüssige Pfunde. Besonders erfolgreich ist Ihr Vorhaben, wenn Sie regelmäßig jede Woche einen Entlastungstag, z. B. Kartoffeltag, einlegen (siehe S. 26). Ihr Körpergewicht pendelt sich mit der Zeit ganz natürlich auf Ihr persönliches Wohlfühlgewicht ein.

Tipp

Für Verdauung und (Insulin-)Stoffwechsel ist es günstig, wenn zwischen den drei Hauptmahlzeiten ausreichend lange Pausen von etwa 4 bis 5 Stunden liegen. Das schützt Verdauungsorgane und Pankreas vor Überlastung. In der Ernährungsmedizin wird deshalb häufig empfohlen, auf Zwischenmahlzeiten ganz zu verzichten. Das sollte aber individuell entschieden werden, denn starre Regeln bringen selten den erwünschten Erfolg.

Gezielte Basenernährung bei Übergewicht

Basenüberschüssig essen mit viel Gemüse und Kartoffeln. Variationen wie eine basische Trennkost sind sehr gesund, stabilisieren den Stoffwechsel und machen eine Gewichtsreduktion leicht.

Gemüse, Obst, Gewürze. Basenklassiker zum Abnehmen: Pastinake (macht lange satt), Petersilienwurzel (wassertreibend), Schwarzwurzel (mit hohem Inulingehalt, hält den Blutzucker stabil) und Steckrüben (reich an Ballaststoffen, ein kalorienarmer Sattmacher). Basenstark: Topinambur: eine gesunde, ziemlich in Vergessenheit geratene Knolle. Wegen ihres hohen Gehalts an Inulin steigt die Blutzuckerkurve langsamer als z. B. nach dem Genuss von Kartoffeln.

Gezielte Basenernährung bei Beschwerden

Wirsing entwässert und liefert viel Magnesium. Spargel entschlackt, entgiftet und sorgt mit seinem hohen Gehalt an basischem Kalium und anderen Mineralien für die Ausschwemmung von überflüssigem Wasser. Im Sommer sind Melonen ideal. Frischer Ingwer als Gewürz oder Tee regt die Fettverbrennung an. Scharfe Gewürze bringen den Stoffwechsel in Schwung: Paprika, Chili und Curry.

Fettarm essen. Setzen Sie überwiegend pflanzliche Fette und Öle ein. Sie sind säureneutral. Garen Sie häufig in Bratfolie oder Alufolie, statt in Fett zu braten. Gebratenes kurz auf Küchenpapier legen. So wird ein Großteil des Bratfetts entfernt.

Viel Trinken. Beim Abnehmen spielt Trinken von basischen Getränken eine große Rolle: stilles Wasser ohne Kohlensäure, Quellwasser, Kräutertee, frische Gemüsesäfte und stark verdünnte Fruchtschorlen. Gemüsesäfte sind im Gegensatz zu Fruchtsäften kalorienarm und werden in der Regel besser vertragen.

Tipp
Ausgeprägte Kraft haben Bitterstoffe. Bei vielen Menschen reduziert sich durch Bitterstoffe die Lust auf Süßes oder ruft schneller ein Sättigungsgefühl hervor. Beispiele: Ingwer, Galgant, Artischocke, Kardamom, Zimtrinde, Kurkuma. Bitterstoffe als Tropfen ½ Stunde vor dem Essen einnehmen. Günstig als Vorspeise: ein Salat.

Achtung!
- Lassen Sie die Finger von strengen Diäten und Fasten. Sie führen zu einer starken Säurebelastung!
- Keine Fertigprodukte verzehren, die mit Fruktose gesüßt sind. (Fruktose erhöht die Einlagerung von Fetten an den Problemzonen und kurbelt die Umwandlung von Zucker in Fette an!)
- Wenig Fleisch und Wurst essen.
- Kohlenhydrate aus Süßigkeiten und Weißmehlprodukten treiben den Insulinspiegel schnell in die Höhe. Dadurch wird der Fettabbau gehemmt und Fett gespeichert. Außerdem ruft die Insulinausschüttung rasch erneut Hunger hervor.
- Sparsam mit Alkohol sein. Das entlastet den Körper und spart Kalorien ein.

Tipp
Süßstoff weglassen! Achten Sie auf versteckte Süßstoffe in Softdrinks und Süßigkeiten. Süßstoff regt den Appetit an und irritiert den Stoffwechsel. Aktuelle Untersuchungen sehen sogar eine Verbindung zwischen zunehmender Fettleibigkeit in den westlichen Ländern und ansteigendem Konsum von Süßstoffen.

So könnte ein Tag aussehen
- Morgens: Buchweizen mit Früchten
- Snack: Basenbrühe aus Wurzelgemüse, Ingwerwasser
- Mittags: Salat mit Radicchio und Orangen, Pellkartoffeln und Pastinakengemüse (siehe S. 130) mit 1 TL Leinöl
- Snack: 1 Handvoll frische Walnüsse
- Abends: asiatische Kohlsuppe (siehe S. 122)

Diabetes mellitus Typ 2

» Die Zuckerkrankheit ist die am häufigsten auftretende Stoffwechselerkrankung. Medizinisch werden zwei Typen unterschieden, am häufigsten kommt Diabetes Typ 2 vor. Da dieser Typ meist erst im höheren Lebensalter auftritt, liegt entweder eine Erschöpfung der Bauchspeicheldrüse vor oder aber der Körper reagiert nicht mehr empfindlich genug auf Insulin (Insulinresistenz). Die Anlage zum Diabetes ist zwar erblich, aber nicht bei jedem, der vorbelastet ist, tritt sie zutage. In den letzten Jahren erkranken zudem immer mehr jüngere, übergewichtige Menschen aufgrund von Fehlernährung und Bewegungsmangel an Diabetes Typ 2.

Aufgrund ihrer Stoffwechselstörung stehen Diabetiker unter permanentem Säurebeschuss, u. a. durch Ketosäuren. Deshalb ist eine basenreiche Ernährung, die zudem den Insulinstoffwechsel positiv beeinflusst, bei Diabetes so wichtig. Besprechen Sie die Ernährungsumstellung mit Ihrem Arzt.

1. Basen-Soforthilfe

Im Mittelpunkt steht die Umstellung auf eine gesunde Basenernährung, damit der Stoffwechsel so weit wie möglich normalisiert werden kann. Das dauert seine Zeit.

Gegen die akute Übersäuerung hilft eine fettarme, fleisch- und wurstfreie Basenwoche. Dabei kommen Nahrungsmittel mit einem niedrigen glykämischen Index, komplexe Kohlenhydrate wie Gemüse und Vollkorngetreide zum Einsatz, außerdem viel Salat und Rohkost. Günstig ist, einmal pro Woche einen klassischen Entlastungstag mit Basensuppen und Gemüse einzulegen.

Äußerliche Basen-Anwendung

Entsäuerungsbäder und Leber-Entgiftungswickel entlasten den Stoffwechsel und regen die Ausscheidung von belastenden Substanzen an.

2. Umstellung auf Basenernährung

Diabetiker benötigen keine speziellen Diabetikerlebensmittel. Eine gesunde Basenernährung ist empfehlenswert, ideal ist eine

---

MINERALSALZE

Mit dem Arzt absprechen!

Verändern Sie Diabetes-Medikamente (»Antidiabetika«) nicht ohne Rücksprache mit dem Arzt. Auch die in Mode gekommenen hoch dosierten Zimt-Präparate sollten wegen ihrer blutzuckersenkenden Wirkung nur unter therapeutischer Aufsicht verwendet werden. Das gilt auch für die Auswahl von Basenpräparaten. Für die Bauchspeicheldrüse ist Zink als Nahrungsergänzung günstig, ebenso wie Magnesium und Chrom.

Gezielte Basenernährung bei Beschwerden

basische Trennkost. Auf diese Weise lässt sich, falls nötig, auch ohne große Anstrengung eine Gewichtsreduzierung erzielen, die in den meisten Fällen wiederum auch den Blutzuckerspiegel verbessert. Gesunde Basenernährung wirkt sich positiv auf einen erhöhten Insulinspiegel aus. Ein hoher Insulinspiegel bewirkt Fetteinlagerung.

Gezielte Basenernährung bei Diabetes Typ 2

Mit basenreicher Ernährung kann man gegensteuern, deshalb wenig Fleisch, Wurst und Käse auf den Speiseplan setzen. Ideal: ohne Zucker, sparsam mit Fett, reich an pflanzlichem Eiweiß und Ballaststoffen, viel Rohkost.

Gemüse, Obst, Kräuter. Basische Kohlenhydrate mit einem hohen Ballaststoffanteil sollten Hauptbestandteil der Ernährung sein: Gemüse, Kartoffeln, Sprossen, Obst, aber auch Vollkornprodukte. Gelbes Obst und Gemüse wie Kartoffeln, Süßkartoffeln, Fenchel und Sellerie stärken Milz, Magen und Bauchspeicheldrüse. Sauerkraut aktiviert aufgrund der Milchsäure die Bauchspeicheldrüse und ist wegen des geringen Kaloriengehaltes für Diabetiker sehr gut geeignet.

Topinambur ist eine gesunde, ziemlich in Vergessenheit geratene Knolle. Wegen ihres hohen Gehalts an Inulin steigt die Blutzuckerkurve langsamer als z. B. nach dem Verzehr von Kartoffeln. Schwarzwurzel hält den Blutzucker ebenfalls lange stabil. Pastinake macht lange satt. Empfehlenswerte Gewürze und Kräuter sind z. B. Zimt, Dill, Petersilie, Schnittlauch.

Tipp
Zimtrinde (Cinnamomum cassia) verbessert die Glucoseaufnahme und Glykogensynthese und senkt den Blutzucker.

Weitere Empfehlungen. Zink hat eine positive Wirkung auf die Bauchspeicheldrüse: z. B. in Fleisch, Fisch, Linsen, Weizenvollkornbrot, ggf. ein Zinkpräparat nehmen. Als Getränke sind Quellwasser ohne Kohlensäure, Kräutertee und frische Gemüsesäfte besonders geeignet.

Achtung!
Vorsicht bei: Weißbrot, Zucker, zuckerhaltigen Lebensmitteln, süße Getränke, die zu einem schnellen Blutzuckeranstieg führen. Keine gesättigten Fette wie Kokosfett oder Bratfette verwenden. Auf Nikotin verzichten, denn es schädigt die Blutgefäße; mit Alkohol sparsam umgehen.

Tipp
Keinen Süßstoff verwenden. Spezielle Diabetiker-Lebensmittel sind nicht notwendig! Auf keinen Fall fruktosehaltige Diabetikerlebensmittel verzehren.

So könnte ein Tag aussehen
- Morgens: Buchweizenfrühstück mit Zimt
- Snack: Biojoghurt mit Zimt, Sesamsamen und Leinöl
- Mittags: Lauwarmes Karotten-Fenchel-Gemüse mit Sesam (siehe S. 131) und Kartoffelbratlingen (siehe S. 132)
- Snack: Ananas-Galgant-Drink (siehe S. 139
- Abends: Tomaten-Gemüsesuppe (siehe S. 120)

Bewegungsapparat

Viel Bewegung und eine gesunde Ernährung sind für gesunde Muskeln, Knochen, Gelenke und Sehnen unerlässlich. Zum Anfangen ist es übrigens nie zu spät: So lässt sich die Muskelkraft in jedem Lebensalter noch verbessern, wie wissenschaftliche Studien belegen.

Muskel- und Gelenkbeschwerden

» In der Naturheilkunde heißt es seit jeher »Wo Säure ist, da ist auch Schmerz«. Damit wird deutlich, wie sehr Knochen, Bindegewebe und Muskulatur unter zu viel Säure leiden. Sind zu wenig basisch wirkende Stoffe in der Nahrung enthalten, werden Säuren hauptsächlich im Bindegewebe abgelagert; später, nach dessen Überfüllung, auch in Muskeln und Gelenken zwischengelagert. Die Schmerzrezeptoren im Körper registrieren das übersäuerte Milieu im Gewebe und so können schon kleinste Veränderungen des pH-Wertes Schmerzen im Bereich der Muskulatur und Gelenke auslösen. Basen-Kuren bzw. gesunde Basenernährung sind die idealen Grundlagen, um den Säure-Basen-Haushalt wieder ins Gleichgewicht zu bringen und um Stoffwechselprodukte auszuschwemmen.

1. Basen-Soforthilfe

Bei akuten Beschwerden je nach Ausprägung der Beschwerden die Säurezufuhr sofort reduzieren oder kurzzeitig komplett ausschalten. Auf Fleisch, Wurst und Eier verzichten.
- Frischen Grapefruit-Ananassaft trinken, die darin enthaltenen Enzyme lindern die Schmerzen.
- Zwei basische Entlastungstage mit Basensuppen und Gemüse oder wenn möglich, eine Basis-Basenwoche (siehe S. 21) einlegen.
- Bei Rheuma: Basisches Heilfasten mit Gemüsesäften und Gemüsebrühe bes-

MINERALSALZE
Schüßler-Salze bei Gelenkschmerzen

Das Mittel der Wahl bei Muskel- und Gelenkschmerzen ist Natrium phosphoricum D6, das entsäuernde Eigenschaften besitzt. Sind die Schmerzen in Muskulatur und Gelenken rheumaähnlich, ist Ferrum phosphoricum D6 eine passende Wahl. Bei Muskelverspannungen hilft Magnesium phosphoricum D6.

Gezielte Basenernährung bei Beschwerden

sert die Beschwerden innerhalb von zwei bis drei Tagen.

Äußerliche Basen-Anwendung
Zur Entsäuerung der Muskulatur gleich ein Entsäuerungsbad (s. siehe S. 30) nehmen. Alle zwei Tage wiederholen. Bei Gelenkbeschwerden, wie Rötung oder Schwellung, einen kalten Quarkwickel oder Kohlblatt-Auflage anlegen; bei Arthrose abends einen basischen Wickel mit angewärmtem Johanniskrautöl anlegen.

2. Umstellung auf Basenernährung

Auf basenreiche – zunächst überwiegend vegetarische – Kost umstellen und jede Woche einen Entlastungstag mit klassischer Gemüsebrühe einlegen.

Gezielte Basenernährung bei Muskel- und Gelenkbeschwerden
- Überwiegend vegetarisch ernähren mit vielen frischen Kräutern, Sprossen und Keimlingen. Basenfavoriten sind Paprika, Brokkoli, Petersilie, Johannisbeeren, Zitrusfrüchte als Zellschutz und zur Entzündungshemmung. Schwarzkümmelöl wirkt ebenfalls entzündungshemmend.
- Reichlich basische Mineralstoffe wie Magnesium, Kalzium und Kalium zuführen, die sich in Kartoffeln, grünem Blattgemüse und Aprikosen finden. Statt Salz großzügig basische Gewürze verwenden, wie Kardamom, Ingwer und Curcuma, auch diese wirken entzündungshemmend.

INFO
Omega-3-Fettsäuren
Statt Fleisch und Wurst einmal in der Woche Tiefseefisch essen, z. B. Makrele oder Lachs mit Omega-3-Fettsäuren, die die Entzündung hemmen und wertvolles Eiweiß liefern. Fisch ist zwar säurebildend, aber in der Kombination mit reichlich Gemüse, Salat und Kartoffeln wird daraus eine basenneutrale Mahlzeit. Die Alternative zu Fisch sind pflanzliche Öle, wie Leinöl, Rapsöl und Walnussöl, die sehr viel Alpha-Linolensäure enthalten, aus der der Körper die wertvollen Omega-3-Fettsäuren aufbauen kann. Olivenöl hat übrigens nur einen geringen Anteil daran, deshalb nur wenig verwenden, ebenso wie Sonnenblumenöl und Maiskeimöl, die gar keine Alpha-Linolensäure enthalten.

- B-Vitamine wirken schmerzlindernd. Sie sind z. B. in Weizenkeimen, Bierhefe und in milchsaurem Gemüse wie Sauerkraut und in Algen enthalten.

Achtung!
Vorsicht mit Schweinefleisch und Wurst, Innereien, Fleischbrühe sowie Meeresfrüchten.

So könnte ein Tag aussehen
- Morgens: Entsäuerungstee, Amarant-Soja-Frühstück
- Snack: Basische Zell- und Regenerationskur (siehe S. 139)

- Mittags: Fisch mit Gemüsepäckchen (siehe S. 137)
- Snack: Basenbrühe mit Sprossen und Kresse
- Abends: Basische Miso-Suppe mit Wakame (siehe S. 124)

TIPP

Viele Sportler und Bergsteiger füllen vor ihren Aktivitäten ihre Basenspeicher auf – mit Kalium und Magnesium. Besonders geeignet sind dafür Bananen, getrocknete Aprikosen (ungeschwefelt) und magnesiumhaltige Mineralwässer. Zusätzlich zur Vorbeugung von Muskelkater haben sich die Schüßler-Salze Nr. 3 Ferrum phosphoricum D6 und Nr. 7 Magnesium phosphoricum D6 bewährt, je 3 Tabletten vorher und nachher im Munde zergehen lassen.

Osteoporosevorbeugung und Osteoporose

» Knochen, Bindegewebe und Muskulatur leiden unter zu viel Säure, und Osteoporose (Knochenschwund) stuft man heutzutage als eine Art »Säurekrankheit« ein. Stark vereinfacht heißt es, »die Säure frisst den Kalk«, denn der übersäuerte Körper braucht das Kalzium, um Säuren zu neutralisieren. Mit dem sauren pH-Wert geht das wertvolle basische Kalzium verstärkt über die Nieren verloren, die Knochen werden entkalkt und abgebaut. Neuere Untersuchungen haben übrigens gezeigt, dass Frauen mit einem hohen Verzehr tierischer Eiweiße wie Fleisch, Wurst, Eier und Butter vermehrt Hüftbrüche erlitten als Frauen, die mehr pflanzliches Eiweiß zu sich nahmen.

terstützende Maßnahmen. Schonende Entlastungstage über zwei Tage mit reichlich Kartoffeln und Gemüse dienen als Umstimmung auf eine basische Ernährung.

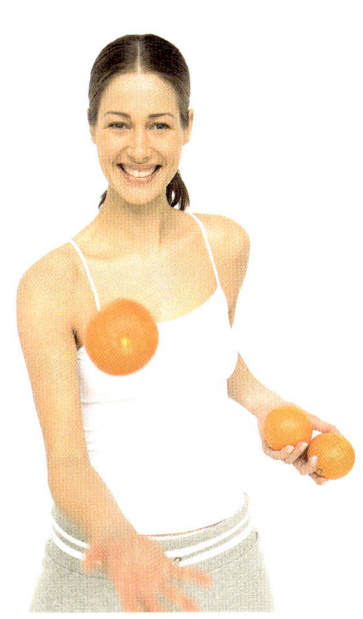

1. Basen-Soforthilfe

Die Knochen zu stärken, ist ein kontinuierlicher und langfristiger Prozess. Deshalb gibt es keine direkte Soforthilfe, aber un-

MINERALSALZE

Kalzium zuführen

Die biochemischen Salze eignen sich unterstützend zur Vorbeugung und Behandlung der Osteoporose: Nr. 2 Calcium phosphoricum D6 zur Osteoporosevorbeugung, das Hauptmittel für Stütz- und Bindegewebe sowie Calcium phosphoricum. Es ist das am häufigsten vorkommende Salz im Organismus und unterstützt die Zellerneuerungsprozesse der Knochen. Über einen längeren Zeitraum einnehmen.

Äußerliche Basen-Anwendung

Wärmeanwendungen, z. B. Sauna und Dampfbad, regen die Durchblutung an. Viel Bewegung an der frischen Luft ist wichtig, damit unerwünschte Stoffe schneller ausgeschieden und Säuren abgeatmet werden. Falls Sie übergewichtig sind, sollten Sie zum Abnehmen täglich mindestens 30 Minuten trainieren (Ausdauersport wie Radfahren oder Walken), damit Fett verbrannt wird. Dann werden Fettzellen durch Muskelzellen ersetzt und Stress abgebaut.

2. Umstellung auf Basenernährung

Osteoporose lässt sich nicht mehr rückgängig machen. Deshalb sollten Sie schon in jungen Jahren viel für die Gesundheit Ihrer Knochen tun. Die Formel für Knochengesundheit lautet: Basenreiche Ernährung mit reichlich Kalzium plus viel Bewegung. Auf ausreichende Aufnahme von Kalzium über die Nahrung (mindestens 1 g pro Tag) achten. Prüfen Sie die von der Schulmedizin empfohlene gesteigerte Milchzufuhr (bis zu 1 Liter täglich) kritisch. Viele Menschen reagieren auf die erhöhte Zufuhr mit Unverträglichkeitsreaktionen. Fraglich ist zudem, ob der Körper dieses Kalzium in vollem Umfang in die Knochen einbauen kann (Alternativen siehe unten).

Gezielte Basenernährung zum Schutz vor Osteoporose

- Knochenstarke Basen sind Sesamsamen, Sojaprodukte, Sprossen, insbesondere Sojasprossen, Tofu, Mandeln. Relativ kalziumreiche basische Gemüsesorten sind Brokkoli, Fenchel, Grünkohl, Dill und Lauch. In grünem, basischem Gemüse wie Spinat, Brokkoli und Grünkohl steckt zudem reichlich Vitamin K.
- Der Knochen braucht ebenso Magnesium (z. B. in Buchweizen, Bananen und grünen Erbsen). Bei Osteoporose wird häufig ein Magnesiummangel beobachtet.
- Achten Sie auf eine ausreichende Versorgung mit Bor (in Soja, Früchten und Gemüse), weil es das Kalzium im Knochen hält.
- Leinsamen liefert Kalzium und enthält Phytoöstrogene. Weitere Kalziumquellen sind kalziumreiche Mineralwässer, Getreide und Fisch. Letzterer liefert auch hochwertiges Eiweiß und sollte regelmäßig verzehrt werden, auch wenn er säuernd wirkt, um Zell- und Gewebereparaturen im Körper zu unterstützen.

- Neutrale bzw. säurearme Frisch- und Sauermilchkäse bevorzugen.
- Wärmende Gewürze wie Curry, Ingwer, Safran unterstützen den Aufbau des Körpergewebes.
- Vitamin D erhält die Knochendichte und fördert den Einbau von Kalzium. Vitamin C fördert die Kollagensynthese.
- Abends eine kalziumreiche Mahlzeit einnehmen, um nächtliche Abbauprozesse des Knochens aufzuhalten.

Tipp
Trinken Sie Mineralwasser mit einem hohem Anteil an Kalzium (> 150 mg Kalzium/Liter)

Achtung!
- Eine hohe Zufuhr an Säuren durch tierisches Eiweiß belastet die Knochen.
- Meiden Sie phosphatreiche Lebensmittel wie Schmelzkäse, Schnittkäse, Brühwürste, Fleisch und Wurst sowie Softdrinks wie Cola und Fertiggerichte, da sie die Knochenmineralisation hemmen. Schon bei Jugendlichen, die viel Limonaden und Cola trinken, wurde ein geringerer Mineralgehalt ihrer Knochen nachgewiesen.
- Essen Sie nicht zu viele oxalhaltige Nahrungsmittel wie Rhabarber, Spinat, Mangold, Petersilie, Schokolade und Kakao.
- Rauchen erhöht das Osteoporoserisiko, da sich die Blut- und Nährstoffversorgung der Knochen verschlechtert.
- Alkohol nur sparsam trinken, denn er gilt als »Kalziumräuber«.

So könnte ein Tag aussehen
- Morgens: Dickmilch-Müsli mit Mandeln und Sesamsamen
- Snack: probiotischer Naturjoghurt mit 2 EL Leinsamen
- Mittags: Gemüsepäckchen mit Fisch und Salat (siehe S. 137)
- Snack: Kefir mit Himbeeren und Banane
- Abends: Buchweizen mit Basengemüse (siehe S. 138)

Tipp
Jeden Tag mindestens 30 Minuten zügige Bewegung an der frischen Luft, um die Knochen zu stärken und Sonne zu tanken, was die körpereigene Vitamin-D-Produktion anregt.

Rheuma

>> Rheumatische Erkrankungen gehen häufig mit einer Störung des Bindegewebsstoffwechsels einher. Andererseits zeigen wissenschaftliche Untersuchungen, dass Ernährung und diätetische Maßnahmen eine deutliche Wirkung auf rheumatische Erkrankungen haben. Insbesondere eine basenreiche, laktovegetabile Ernährung wirkt sich vorteilhaft auf die Beschwerden aus. Ursache dieser positiven Wirkung scheint die fehlende bzw. reduzierte Zufuhr von Arachidonsäure mit der Nahrung zu sein. Diese ungesättigte Fettsäure ist nicht in pflanzlichen Produkten enthalten,

sondern wird ausschließlich über tierische Nahrungsmittel (vor allem Fleisch, Wurstwaren und Eier) aufgenommen. Sie führt im Organismus zur Entstehung von Entzündungsmediatoren wie Prostaglandinen und Leukotrienen.

1. Basen-Soforthilfe

Bei rheumatischen Beschwerden den Verzehr von tierischem Eiweiß auf ein Minimum reduzieren oder auf Fleisch und Wurst ganz verzichten. Zwei Tage basische Entsäuerung mit Gemüse, Gemüsesäften und Basenbrühe bessert die Beschwerden innerhalb von wenigen Tagen. Das entlastet den überforderten Stoffwechsel von Arachidonsäure und Phosphaten.

Äußere Basen-Anwendungen
Leichte Bewegung bei Sonnenlicht ist sehr wohltuend für den gesamten Organismus. Um den Körper bei der Ausscheidung zu unterstützen, sind Entsäuerungsbäder sehr hilfreich (siehe S. 30).

2. Umstellung auf Basenernährung

Eine spezielle Rheumadiät gibt es nicht. Immer wieder wird Heilfasten empfohlen, normalgewichtige Rheumapatienten sollten aber nicht länger als drei Tage fasten, besser ist eine basenüberschüssige, überwiegend laktovegetabile Kost. Damit lässt sich die Zufuhr der entzündungsfördernden Arachidonsäure reduzieren.

> **MINERALSALZE**
> **Schüßler-Salz Nr. 9**
> Bei rheumatischen Schwellungen der kleinen Gelenke kann unterstützend Natrium phosphoricum D6 dreimal täglich 2 Tabletten genommen werden. Auch die zeitweilige Einnahme eines Basenmittels kann den Säure-Basen-Haushalt harmonisieren.

TIPP
Mit basenreicher Ernährung ist es schon oft gelungen, die Medikamente bei Rheumatikern zu reduzieren.

Achten Sie zudem auf eine ausreichende Aufnahme kalziumreicher Lebensmittel, da bei Rheuma ein erhöhtes Risiko für Osteoporose (siehe auch S. 65) besteht.

Durch basische Entlastungstage kann bereits eine Besserung eingeleitet werden. Günstig ist ein Entlastungstag pro Woche sowie ein bis zweimal pro Jahr eine Basis-Basenwoche (siehe S. 21).

Gezielte Basenernährung bei Rheuma
Bei rheumatoider Arthritis sollte man den Anteil tierischer Fette in der Ernährung reduzieren, also nur ein- bis maximal zweimal pro Woche eine kleine Mahlzeit Fleisch essen oder besser noch Seefisch. Im Fisch stecken wertvolle Omega-3-Fettsäuren. Sie mindern Entzündungsreaktionen und reduzieren Schmerzen und Gelenkschwellungen. Auch Meeresalgen enthalten entzündungshemmende Stoffe.

Öle. Doch es gibt auch pflanzliche, wenn auch nicht ganz so effektive Quellen für Omega-3-Fettsäuren. Das gilt für Lein-, Raps- und Walnussöl, die alle einen gewissen Eigengeschmack haben. 2 EL dieser wertvollen, kalt gepressten Öle sollten jeden Tag auf Ihrem Speiseplan stehen, als Verfeinerung von Gerichten oder einfach so genommen. An oberster Stelle steht Leinöl.

Kalt gepresste pflanzliche Öle sind zudem wichtig für den Zellschutz wegen des hohen Gehalts an Vitamin E, z. B. Olivenöl ebenso wie Sesamsamen, Weizenkeime und Nüsse.

Gemüse, Obst, Kräuter. Farbenstarkes Basengemüse bevorzugen, wie Brokkoli, Paprika, Auberginen und Zucchini. Basenfavoriten bei Rheuma sind: Kartoffeln, Avocado und die entzündungshemmende Petersilienwurzel. Reifes Obst mit hohem Gehalt an Enzymen essen, wie Ananas, Mango, Melonen, Papaya. Statt Salz großzügig basische Gewürze und frische Kräuter verwenden: Kardamom, Ingwer und Curcuma (wirken entzündungshemmend), Dill, Petersilie, Schnittlauch, Thymian, Rosmarin.

Weiter Empfehlungen. Sojaprodukte als Alternative zu tierischem Protein verwenden. Bevorzugen Sie fettarme Milchprodukte, da diese weniger Arachidonsäure enthalten. Reichlich Kalzium, z. B. durch Mineralwasser, und Vitamin D als Knochenschutz zuführen. Allgemein viel trinken, um überflüssige Stoffe loszuwerden.

TIPP
Individuelle Nahrungsmittelunverträglichkeiten austesten mit Ernährungstagebuch und Auslassversuch. Bestimmte Nahrungsmittel können Krankheitsschübe auslösen.

Achtung!
Tierisches Fett reduzieren, rotes Fleisch und Wurst einschränken. Butter, Sahne und fetten Käse sparsam verwenden. Phosphathaltige Fertiggerichte und Cola meiden. Kaffee und Tee sparsam einsetzen. Rauchen und Alkohol verschlimmern die Beschwerden (wirken oxidativ).

Arachidonsäuregehalt in Lebensmitteln (je 100 g).

Arachidonsäuregehalt: frei oder niedrig	Arachidonsäuregehalt: mittel bis hoch
- Gemüse, Kartoffeln, Obst, Sojaprodukte: 0 mg	- Schweineschmalz: 1700 mg
- Getreide, Hülsenfrüchte, Nüsse: 0 mg	- Schweineleber: 870 mg
- Weizenkeimöl: 0 mg	- Thunfisch: 280 mg
- Magerquark: 0 mg	- Leberwurst: 230 mg
- Milch, Joghurt (3,5 % Fett): 4 mg	- Fleischwurst: 120 mg
- Kalbfleisch: 53 mg	- Hühnerbrust: 112 mg

GEZIELTE BASENERNÄHRUNG BEI BESCHWERDEN

So könnte ein Tag aussehen
- Morgens: Buchweizenfrühstück mit Sesamsamen und Weizenkeimen
- Snack: Melone, 1 kleines Schälchen frische Walnüsse, 1 Avocado gelöffelt
- Mittags: Bunter Salat mit Rapsöl und frischer Petersilie, Fisch im Gemüsepäckchen (S. 137)
- Snack: Johannisbeer-Drink mit fettarmer Bio-Milch,
- Abends: Kartoffelsuppe mit Ingwer und Curcuma und Leinöl

Nacken- und Rückenschmerzen

» Nacken- und Rückenschmerzen können vielfältige Ursachen haben. Häufig verbergen sich dahinter Muskelverspannungen, eine schwache Muskulatur, statische Verschiebungen oder Verschleißerscheinungen (Arthrosen). Typischerweise führt eine chronische Übersäuerung zu Verhärtungen und Verspannungen der Muskulatur. Anhaltende Rückenschmerzen sollten vom Arzt abgeklärt werden.

1. Basen-Soforthilfe

Bei Muskelverspannungen und -schmerzen tierisches Eiweiß auf ein Minimum reduzieren oder zumindest einige Tage auf Fleisch und Wurst verzichten. Günstig ist ein basischer Entlastungstag oder besser noch eine Basis-Basenwoche mit Gemüse, frischen Kräutern und Basenbrühe.

Äußerliche Basen-Anwendungen

Günstig sind basische Kartoffelpackungen, sie lösen Verspannungen im Bereich von Hals- und Lendenwirbelsäule. Dazu vier Kartoffeln in der Schale weich kochen, in einem Küchenpapiertuch zerdrücken, in ein Geschirrtuch einwickeln und so heiß wie möglich auflegen. Bei Rückenschmerzen ein Entsäuerungsbad (siehe S. 30) nehmen, um den Gewebestoffwechsel und die Entsäuerung anzuregen.

2. Umstellung auf Basenernährung

Nacken- und Rückenschmerzen mit Muskelverspannungen werden häufig durch eine langjährige Übersäuerung unterhal-

---

MINERALSALZE

Schüßler-Salz Nr. 1

Das Salz Nr. 1 Calcium fluoratum ist das Hauptmittel bei konstitutioneller Bindegewebsschwäche, Kreuzschmerzen und Neigung zu Organsenkungen. Es wirkt langsam und sollte deshalb über einen längeren Zeitraum (dreimal eine Tablette pro Tag) eingenommen werden. Schmerzen, die sich durch Wärme und Druck verbessern, lassen an Magnesium phosphoricum D6 als passendes Mittel denken.

ten. Eine basenreiche Ernährung unterstützt die Entspannung der Muskulatur und lindert die Beschwerden, sofern sie nicht auf organischen Veränderungen beruhen.

Gezielte Basenernährung bei Nacken- und Rückenschmerzen

Stellen Sie auf basenüberschüssige Ernährung um und legen einmal pro Woche einen Entlastungstag mit Kartoffeln oder Obst ein. Trinken Sie Hafertee oder klassischen Entsäuerungstee zur Entgiftung. Empfehlenswert sind außerdem: Avocados, Feigen und Datteln.

So könnte ein Tag aussehen

- Morgens: Müsli mit Feigen und Datteln
- Snack: Möhrensaft mit Weizenkeimen, Hafertee
- Mittags: bunter Salat mit Rapsöl und frischer Petersilie, Kartoffeln mit basischer Füllung (siehe S. 133)
- Snack: Avocado mit Kräutersalz gewürzt und Schnittlauchröllchen, gelöffelt
- Abends: Blumenkohlsuppe mit Esskastanien (siehe S. 124)

Tipp

Zu viel Körpergewicht belastet Wirbelsäule und Gelenke. Trainieren Sie Bauch- und Rückenmuskulatur sowie den Beckenboden. Das stärkt und stabilisiert den Rücken.

Fibromyalgie

» Fibromyalgie ist die häufigste Schmerzerkrankung aus dem Bereich des nichtentzündlichen Weichteilrheumatismus. Bei dieser Erkrankung sind nicht die Gelenke betroffen, sondern Sehnen, Bänder und Muskeln, die äußerst schmerzempfindlich sind. Basenreiche Ernährung ist hier unbedingt zu empfehlen, denn Schmerzrezeptoren des Gewebes registrieren sofort ein übersäuertes Milieu. So können schon kleinste Veränderungen des pH-Wertes die typischen Schmerzen auslösen. Ein harmonisches Säure-Basen-Gleichgewicht wirkt beruhigend auf Gewebe und Muskulatur.

MINERALSALZE

Kur mit einem Basenpräparat

Die kurmäßige Einnahme eines Basenpräparates trägt dazu bei, dass die lokale Übersäuerung des Gewebes abgebaut wird.

1. Basen-Soforthilfe

Bei akuten Beschwerden entzündungsfördernde Nahrungsmittel wie Fleisch und Wurst sofort weglassen. Gleiches gilt für Zucker und Weißmehl. Ideal ist eine Basis-Basenwoche oder zumindest drei

Entlastungstage mit Kartoffeln und Gemüse, am günstigsten an einem stressarmen Wochenende. Wichtig ist jetzt auch, viel zu trinken, um alte Schadstoffe und Säuren zur Ausscheidung zu bringen (klassischer Entsäuerungstee, siehe S. 28).

Äußerliche Basen-Anwendung

Ein bis zweimal pro Woche ein warmes Entsäuerungsbad (siehe S. 30) zu nehmen, verbessert die Ausscheidung und Entgiftung. Gleichzeitig wird die Durchblutung angeregt und die Muskulatur gelockert.

Tipp
Schmerzlindernd und stoffwechselentlastend wirken auch Moorbäder. Sie können zu Hause durchgeführt werden. Fertigpräparate gibt es in der Apotheke.

2. Umstellung auf Basenernährung

Eine sanfte Umstellung auf basenreiche »anti-entzündliche« Ernährung ist hilfreich. Die bei Rheuma gegebenen Ernährungsregeln (siehe S. 68) gelten auch bei Fibromyalgie, insbesondere tierische Produkte, die viel Arachidonsäure enthalten, sollten eingeschränkt werden. Einige Besonderheiten sollten Sie zusätzlich beachten: Menschen mit Fibromyalgie leiden auffällig häufig unter Reizungen und Problemen mit dem Darm. Daher einfach und naturbelassen essen. Möglichst alle Mahlzeiten frisch zubereiten, um künstliche Zusätze wie Konservierungs- und Farbstoffe zu vermeiden. Ein gesundes Maß an Ballaststoffen zuführen, um den Darm nicht übermäßig zu belasten.

Gezielte Basenernährung bei Fibromyalgie

Da es sich um eine chronische Erkrankung handelt, ist jede Woche ein Entlastungstag (siehe S. 25) sinnvoll, ebenso wie bis zu viermal im Jahr eine Basenwoche.

Öle. Verwenden Sie hochwertige kalt gepresste Öle. Leinöl ist die beste pflanzliche Quelle für Omega-3-Fettsäuren: Mit einem TL täglich beginnen und bis auf 2 EL pro Tag steigern. Günstig bei Fibromyalgie sind ebenfalls Raps- und Olivenöl.

Gemüse, Obst. Obst und Gemüse mit einem hohen Gehalt an Basenmineralien (Magnesium und Kalium) wie Bananen, Aprikosen, grünes Blattgemüse verzehren und enzymreiches Basenobst wie Ananas, Mango, Papaya und Melonen essen. Keimlinge, Sprossen, Weizenkeime, Sojabohnen, Walnüsse Feigen, Avocados, Trauben, Äpfel und Pflaumen in den Speiseplan aufnehmen.

Getränke. Ideal sind Zitronenmelissentee und Kümmeltee: 1 EL Kümmel leicht zerstoßen oder zerdrücken, mit einer großen Tasse kochendem Wasser aufgießen, nach 10 Minuten abseihen und langsam trinken.

Tipp
Essen Sie probiotischen Biojoghurt und trinken jeden Tag eine Tasse echten Kakao, wenn Sie ihn mögen.

Achtung!
- Inzwischen ist nachgewiesen, dass Patienten mit Fibromyalgie häufiger unter Nahrungsmittelunverträglichkeiten und einem empfindlichen Darmsystem leiden als die übrige Bevölkerung. Daher sollte man Unverträglichkeiten ausschließen. Das gilt vor allem für Laktose, Gluten, Hühnereiweiß und Weizen.
- Keine gesättigten Fettsäuren, Schweinefleisch und rotes Fleisch verzehren, wegen des hohen Gehaltes der entzündungsfördernden Arachidonsäure. Auf Süßstoff verzichten.
- Nicht zu viel Kaffee oder andere Stimulanzien trinken. Patienten mit Fibromyalgie leiden häufig unter großer Müdigkeit, die sich mit Kaffee jedoch nicht vertreiben lässt.

So könnte ein Tag aussehen
- Morgens: probiotischer Biojoghurt mit Banane und Sesam
- Snack: Obstsalat mit Feigen, Trauben, Banane und Pflaumen
- Mittags: Salat mit Leinöl und Sprossen, Fisch mit Gemüsepäckchen (siehe S. 137)
- Snack: 1 Tellerchen Walnüsse, Kakao
- Abends: Basische Miso-Suppe (siehe S. 124), Zitronenmelissentee

Nerven und Psyche

Wie stark oder schwach jemand auf innere und äußere Reize reagiert, ist sehr unterschiedlich. Viele Menschen besitzen konstitutionell ein empfindliches Nervensystem, das sie für verschiedene Störungen anfällig macht. Basenernährung kann hier stabilisierend sein.

Erschöpfung, Energiemangel

» Stress in der Arbeit, Doppelbelastungen durch Familie und Beruf, Anspannung und Leistungsdruck im Job, Schlafmangel und zu wenig Zeit für eigene Interessen rauben Kraft. Die Energiereserven sind aufgebraucht. Das zeigt sich in Abgeschlafftheit, Konzentrationsschwierigkeiten, Nervosität oder dem Gefühl, man sei ausgebrannt. Hinter der Erschöpfung, die sich auch in der raschen Ermüdung zeigt, kann sich ein Mangel an Basen verbergen. Auf der Stoffwechselebene liegt meist eine erhebliche Übersäuerung vor. Mit einer schonenden Entsäuerung gewinnt der Körper neue Kraft, Ausdauer und Stressverarbeitung verbessern sich.

1. Basen-Soforthilfe

Eine Entsäuerung bringt schnellen Erfolg und die basenreiche Ernährung neue Energie. Ist der Säure-Basen-Haushalt wieder im Lot, verschwindet auch die unangenehme Tagesmüdigkeit. Zwei Entsäuerungstage mit viel frischem Obst, Sprossen und Basenbrühe sind empfehlenswert. Zusätzlich liefert basisches Lecithin aus Soja neue Energie.

Basischer Energietee. Zwei Gewürznelken mit 125 ml kochendem Wasser einmal kurz aufkochen. In das heiße Wasser 1 TL einer Mischung von Johanniskraut und Frauenmantel geben, zugedeckt 10 Minuten ziehen lassen. Dreimal täglich eine Tasse trinken.

Äußerliche Basen-Anwendung
Machen Sie einen Leberwickel (siehe S. 30).

2. Umstellung auf Basenernährung

Basenernährung anreichern mit wertvollen aufbauenden Nahrungsmitteln wie Sprossen und Keime, z. B. von Alfalfa, Adzukibohnen und Bockshornklee. Bittermittel haben einen kräftigenden Effekt und mobilisieren bei Antriebsschwäche und Müdigkeit. Günstig ist jede Woche ein ba-

MINERALSALZE

Schüßler-Salz Nr. 5: das Nervenmittel

Rasche Ermüdbarkeit und Abgeschlagenheit durch Übersäuerung – ein Fall für Natrium phosphoricum D6. Nehmen Sie dreimal täglich 2 Tabletten. Kalium phosphoricum D6 (Nr. 5) wirkt allgemein kräftigend und stabilisierend. Es gilt als das große Nervenmittel der Biochemie. Bei akutem Energietief 5 bis 10 Tabletten in einem Glas abgekochten Wasser auflösen und langsam schluckweise trinken. Mehrwöchige Basenkur, um die Depots aufzufüllen.

sischer Entlastungstag mit Lebensmitteln wie Radicchio, Endivie oder Chicorée, die reichlich Bitterstoffe enthalten.

Gezielte Basenernährung bei Erschöpfung und Energiemangel

- Basisches Wurzelgemüse mit hohem Eisengehalt sind Petersilienwurzel (enthält auch viel Kalzium und B-Vitamine) und Topinambur.
- Basische Minerale und Spurenelemente wie Eisen und Magnesium sind z. B. in grünen Blattsalaten, Soja, Hirse, Spinat und Rote Bete enthalten.
- Basisches Wurzelgemüse, wie Sellerie und Rote Bete, kräftigen das Nervensystem. Rote Bete (Bio) verbessert die Zellatmung und mentale Leistungsfähigkeit.
- Basische Lebensmittel, die viel Vitamin C enthalten, sind Paprika, Petersilie, Brokkoli, Johannisbeeren und Zitronen
- Magnesium ist das basische Anti-Stress-Mineral: in grünem Blattgemüse, Salat, Nüssen, Kakao und Weizenkeimen.
- Karotten bringen Müde in Schwung.
- Basenklassiker für Nervenbündel: Wirsing, Walnüsse und Soja.
- Basische Lebensmittel, die viele B-Vitamine enthalten – sog. Nervenvitamine, sind Weizenkeime und Bierhefe.
- Muskatnuss als Nervenmittel fördert die Konzentration.
- Dillsamen zu kauen, wirkt beruhigend.
- Basische Gewürze und Kräuter wie Zimt, Bockshornkleesamen, Ingwer und Petersilie verwenden.
- Empfehlenswert sind auch Avocado, Leinöl, milchsauer vergorenes Gemüse, z. B. Sauerkraut, Algen, Wakami (siehe Basische Miso-Suppe S. 124) und Ginseng.
- Reines Quellwasser, Ingwerwasser, frische Säfte aus Trauben, Rote Bete, Kirschen und Sanddorn trinken.

Tipp

Galgant mit Honig wirkt kräftigend, tonisierend und nimmt die Müdigkeit, dazu 10 g Galgantpulver in 100 g Honig einrühren und bei Bedarf einen Löffel davon nehmen.

Achtung!

Möglichst keine einfachen Kohlenhydrate, wie Zucker und Weißmehl, essen, die zu einem schnellen Anstieg und Abfall des Insulins führen; komplexe Kohlenhydrate sind besser für den Stoffwechsel. Kaffee und Cola sind ungünstig, da sie nur kurzzeitig eine Aktivierung hervorrufen.

Gezielte Basenernährung bei Beschwerden

So könnte ein Tag aussehen
- Morgens: Müsli mit Naturjoghurt, Galgant, Sesam und Ingwer, Kakao
- Snack: Obstsalat mit Banane, Kirschsaft
- Mittags: Chinakohl mit Orangenfilets (siehe S. 117), würziger Wirsing (siehe S. 128) mit Bircher-Kartoffeln (siehe S. 132)
- Snack: Sanddorndrink mit echter Vanille, Studentenfutter
- Abends: Rote-Bete-Suppe (siehe S. 123)

Tipp
Bei anhaltender Erschöpfung beim Arzt Blutarmut, Eisenmangel, Schilddrüsenfunktion und Blutdruck abklären lassen.

Niedergedrückte Stimmung und depressive Verstimmung

» Trübe Gedanken und Niedergeschlagenheit – wer kennt diese Gefühle nicht? Eine lange bestehende Übersäuerung des Organismus kann auch die Psyche belasten. Deshalb bringt eine schonende Entsäuerung auch häufig Erfolg. Eine Depression sollte vom Arzt behandelt werden.

mit ¼ Liter kochendem Wasser übergießen, zugedeckt 5 Minuten ziehen lassen und abseihen. Täglich drei Tassen trinken. Geben Sie dem fertigen Tee noch eine kleine Prise Zimtpulver zu. Zimt stärkt, kräftigt und wärmt von innen auf.

1. Basen-Soforthife

Reichlich Basenbildner in der Ernährung bringen neue Energie. Zur Umstimmung haben sich ein bis zwei basische Entlastungstage bewährt, am besten an einem Wochenende mit viel Gemüse, Basensuppe und Salaten mit Bitterstoffen. Zucker, Weißmehl und tierische Fette zunächst stark reduzieren. Dafür tonisierende Bitterstoffe und anregende B-Vitamine verstärkt zu sich nehmen.

Johanniskraut. Johanniskraut enthält als wichtigen Wirkstoff Hypericin, das die Stimmung positiv beeinflusst. 2 TL Kraut

MINERALSALZE

Mineraldepots auffüllen

Eine vierwöchige Basenkur ist sinnvoll, um die Mineraldepots aufzufüllen. Alternativ sind Schüßler-Salze hilfreich: Nr. 5 Kalium phosphoricum als Nerventonikum, Nr. 3 Ferrum phosphoricum als allgemeines Tonikum, Nr. 8 Natrium chloratum bei Mattigkeit und Antriebslosigkeit oder Nr. 9 Natrium phosphoricum gegen Übersäuerung. Dosierung: viermal täglich 2 Tabletten des gewählten Salzes.

Anstelle des Tees können Sie auch eine Kur mit Johanniskrautöl (selbst hergestellt oder aus dem Reformhaus) machen. Nehmen Sie über 4 bis 5 Wochen täglich 1–2 EL des Öls ein. Das entspannt, harmonisiert das Nervensystem und steigert die Leistungsfähigkeit.

Äußerliche Basen-Anwendung

Nehmen Sie ein Entsäuerungsbad, gehen in die Sauna, machen eine Bürstenmassage oder einen Leberwickel.

2. Umstellung auf Basenernährung

Niedergedrückt und verstimmt durch Übersäuerung – das kommt viel häufiger vor, als man denkt! Langjährige ungünstige Ernährung mit Stoffwechselbelastungen, Übersäuerung und Störungen der Darmflora sind häufig zu beobachten. Eine Umstellung auf eine basenüberschüssige Ernährung mit einem hohen Anteil an B-Vitaminen ist ratsam. B-Vitamine gelten als Nervenvitamine. Ein erhöhter Bedarf an Niacin (B_3) kann bei Depressionen bestehen, ebenso wie Vitamin B_6 und Vitamin C. Menschen, die unter depressiven Stimmungen leiden, fehlt ggf. Vitamin B_6.

»Sauer macht lustig«, diese Volksweisheit bezieht sich auf sauer schmeckende Nahrungsmittel wie Zitronen oder Grapefruits, die aber im Stoffwechsel basenbildend wirken. Bitterstoffe wirken ausgleichend auf das vegetative Nervensystem und helfen bei der Entspannung.

Gezielte Basenernährung bei niedergedrückter Stimmung

- Einfach essen, möglichst alles frisch zubereitet, ohne Zusatz- und Farbstoffe. Rohkost nur nach Verträglichkeit, besser ist schonend gedämpftes Gemüse und Obst.
- Sauer schmeckende Nahrungsmittel wie Zitronen, Sauerkraut, Grapefruits oder Apfelessig wirken basenbildend und anregend.
- Ausreichend B-Vitamine, wie B_3, B_6 und B_{12}, zuführen.
- Basenfavoriten sind Bananen, Sojaprodukte, Ananas, frische Feigen, Avocados, Weizenkeime, dunkle Trauben, Äpfel, Pflaumen und Walnüsse.
- Kardamom, mit Ingwer verwandt, bei depressiven Stimmungen, weckt die Lebensgeister und hellt die Stimmung auf. Gleiches gilt auch für Ingwer.
- Magnesium wirkt entspannend und stimmungsaufhellend, es ist in Weizenkeimen, grünem Blattgemüse, Kakao, Nüssen und Weizenkeimen enthalten.
- Ausreichend trinken: z. B. klassischen Entsäuerungstee, Hafertee und reines Quellwasser.
- Einen bis 2 EL Leinöl täglich zum Essen geben oder einfach mit 1 EL Joghurt einnehmen, kann die Stimmung aufhellen und das Befinden verbessern.
- Basische Bitterstoffe (Löwenzahn, Artischocke) wirken stimmungsaufhellend, aktivierend und tonisierend. Außerdem unterstützen sie die Funktion der Leber.

Achtung!

Meiden Sie Fertigprodukte, die zahlreiche Zusatzstoffe mit teilweise unbekannter

INFO

Safran

In Asien gilt Safran als große Heilpflanze für Körper, Geist und Seele. Der wunderschöne goldgelbe Farbton zeigt den engen Bezug zu Sonne und Licht. Die Safranfäden werden von Hand geerntet. Sie benötigen nur ganz wenig davon: Es reicht eine kleine Messerspitze der zerdrückten Fäden. Diese geben Sie einfach in einen fertigen Tee, eventuell noch einen Spritzer frische Zitrone und einen Hauch Honig dazugeben.

So könnte ein Tag aussehen
- Morgens: Tasse Kakao, Müsli mit Ingwer, Kardamom und Weizenkeimen
- Snack: Tomatensaft mit frischen Kräutern
- Mittags: Blattsalat von Radicchio und Löwenzahn mit Leinöl, Indisches Blumenkohlgemüse (siehe S. 131)
- Snack: Schälchen Walnüsse, Grapefruit, Sojajoghurt
- Abends: Topinambursuppe mit Safran (siehe S. 122)

Tipp

Bewegung und Ausdauersport an der Sonne und in der frischen Luft haben einen psychisch aufhellenden Effekt, weil sie entsäuernd wirken, die Ausschüttung von glücksfördernden Hormonen und den Abbau von Stresshormonen fördern.

Wirkung enthalten. Fast Food und Leberkäs-Semmeln nehmen den Rest an Energie, der noch vorhanden ist. Das gilt auch für Zucker und Weißmehl.

Kopfschmerzen und Migräne

» Die Ursachen für Kopfschmerzen sind vielfältig. Langjährige säurereiche Ernährung, Wetterwechsel, Medikamente oder Stress können Auslöser für die Schmerzen sein. Erfahrungsgemäß leiden viele Betroffene unter einer Stoffwechselübersäuerung. Während bei Migräne der Schmerz meist als pulsierend beschrieben wird, ist der Spannungskopfschmerz dumpf drückend, wie ein Schraubstockgefühl. Typisch bei Migräne ist die Verschlimmerung durch Bewegung. Migräne, die auf einer Fehlregulation des Nervensystems beruht, sollte fachärztlich behandelt werden.

1. Basen-Soforthilfe

Bei akuten Kopfschmerzen viel trinken, um die Entgiftung über die Nieren anzuregen. Außerdem basische Bitterstoffe zu sich nehmen, z. B. Enzian, Rucola, Radicchio mit Olivenöl. Pflanzliche Fettsäuren wirken schmerzblockierend. Essen Sie eine Avocado oder ein Schälchen Oliven.

Bei akuter Migräne helfen kurzfristig keine Ernährungsmaßnahmen, nur die Umstellung auf eine basenreiche Ernährung bringt mittelfristig Erleichterung.

KOPFSCHMERZEN UND MIGRÄNE

MINERALSALZE

Magnesiumspeicher auffüllen

Magnesium als basisches Mineral 2 × 300 mg täglich kurmäßig einnehmen. Das wirkt entspannend und entkrampfend und füllt die Magnesiumspeicher auf. Bei krampfartigen Kopfschmerzen, die plötzlich einsetzen, mit Stress oder nervlicher Erregung als Auslöser, neuralgischen Schmerzen oder Kopfschmerzen während der Regel: 10 Tabletten Magnesium phosphoricum D6 in einem Glas abgekochten Wasser auflösen und schluckweise trinken.

Legen Sie ein bis zwei basische Entlastungstage mit Bitterstoffen, z. B. mit Brühe und Gemüse, ein. Ideal ist eine Basis-Basenwoche, wenn es Ihnen möglich ist.

Äußerliche Basen-Anwendung

Ein ansteigendes Armbad (von 35 °C auf etwa 40 °C in 5 Minuten) bewirkt eine reflektorische Gefäßerweiterung und Kreislaufentlastung. Es hilft auch bei Erkältungskopfschmerz, weil es den Schleim löst.

2. Umstellung auf Basenernährung

Migräne-Patienten sollten auf eine möglichst naturbelassene, basenreiche Ernährung achten. Fertigprodukte, Limonaden und Fast Food werden erfahrungsgemäß schlecht vertragen; Konservierungs- und Farbstoffe sowie Glutamat belasten den Stoffwechsel. Achten Sie auch auf regelmäßige Mahlzeiten, denn eine Unterzuckerung kann Kopfschmerzen auslösen! Nicht selten treten Kopfschmerzen auch im Zusammenhang mit Verstopfung (s. siehe S. 47) auf.

Gezielte Basenernährung bei Kopfschmerzen und Migräne

- Ideal sind regelmäßige Entlastungstage und ein bis zweimal pro Jahr eine Basis-Basenwoche. Basische Trennkost ist eine Variante, die vielen Kopfschmerzpatienten guttut.
- Jeden Tag basische Bitterstoffe wie Radicchio, Chicorée, Galgant essen. Eine Kur mit Bitterstoffen, zur Anregung von Leber und Galle, bessert häufig Kopfschmerzen und Migräne.
- Basenfavoriten: Fenchel, Wirsing (viel Magnesium), einheimische Äpfel, basenreiche Mineralien wie Bananen, die viel Kalium und Magnesium enthalten.
- Pflanzliche Fettsäuren haben schmerzblockierende Eigenschaften, z. B. Avocados; als Kur jeden Tag 1–2 TL Leinöl.
- Ausreichend basische Flüssigkeit trinken, auch bei Kindern mit Kopfschmerzneigung unbedingt darauf achten (aber keine Softdrinks!).
- Zitrone fördert die körpereigene Schmerzdämpfung.

Tipp

Coenzym Q_{10} und Riboflavin (Vitamin B_2) haben einen günstigen Einfluss auf die Migräne. Vitamin B_2 steigert die Energiegewinnung der Mitochondrien und verbessert den Energiestoffwechsel im Gehirn. In Studien konnten die Migränetage mit hoch dosiertem Vitamin B_2 deutlich reduziert werden. Eine vorbeugende Behandlung können Sie auch mit Magnesium (etwa 500 mg pro Tag) durchführen – die Mikronährstoffe sind auch in der Schwangerschaft erlaubt.

Achtung!
Kochen Sie so oft wie möglich selbst, um versteckte Zusatzstoffe zu vermeiden. Fast Food und Fertiggerichte enthalten unzählige Zusatzstoffe wie Farbstoffe und Konservierungsstoffe, Stabilisatoren, Emulgatoren, Geschmacksverstärker, die Kopfschmerzen auslösen können. Achtung auch bei E 407 Carragen, das u. a. in Fertigpuddings, Eiscremes und Milchmischgetränken als Geliermittel und Emulgator zugesetzt ist.

Daneben sind es individuelle Auslöser für Migräne wie beispielsweise Rotwein, Käse oder Schokolade. Verträglichkeit von Kuhmilch prüfen.

So könnte ein Tag aussehen
- Morgens: Buchweizenfrühstück mit Feigen, Walnüssen und 1 TL Leinöl
- Snack: 1 Banane
- Mittags: Salat von frischen Sprossen (siehe S. 118), würziger Wirsing (siehe S. 128) mit knusprigen Kartoffelbratlingen (siehe S. 132)
- Snack: Dinkelbrot mit Avocadocreme (siehe S. 134)
- Abends: Gemüse-Tomatensuppe mit 1 TL Leinöl (siehe S. 120)

Tipp
Achten Sie auf regelmäßige Mahlzeiten, um eine Unterzuckerung (häufiger Auslöser von Kopfschmerzen oder Migräne) zu vermeiden. Auch ein regelmäßiger Schlaf-Wach-Rhythmus ist wichtig. Deshalb möglichst immer zur gleichen Zeit aufstehen, auch am Wochenende. Kindern, die in der Regel kürzere Anfälle als Erwachsene haben, hilft häufig Schlaf, um die Attacke zu beenden.

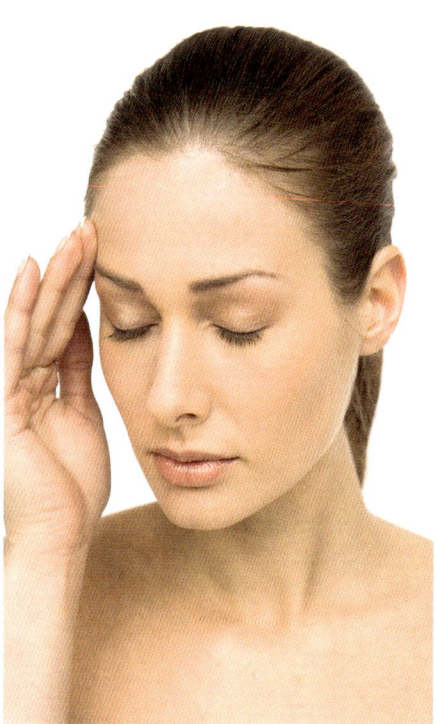

Schlafstörungen

» Tief und fest schlafen wie ein Murmeltier – für viele Menschen ist das ein Traum. Wenn Sie abends nicht einschlafen oder nachts nicht durchschlafen können, stecken dahinter häufig berufliche oder private Belastungen, Stress sowie möglicherweise eine Übersäuerung, die den Schlaf unruhig und wenig erholsam machen.

1. Basen-Soforthilfe

Bei akuten Problemen die Säurezufuhr sofort auf ein Minimum reduzieren. Abends zur Entlastung leichtes Basenessen, keine scharfen Gewürze, kein Alkohol, möglichst nicht nach 19:30 Uhr essen. Zwei bis drei basische Entlastungstage mit Kartoffeln oder eine Basis-Basenwoche einlegen, um die überfüllten Säurespeicher zu entleeren und den Körper zu entlasten.

Basischer Gute-Nacht-Tee. 30 g Baldrianwurzel, 30 g Melissenblätter, 20 g Hopfen, 20 g Lavendelblüten mischen. Ein bis zwei Teelöffel der Mischung mit einer Tasse kochendem Wasser übergießen, zehn Minuten ziehen lassen, abseihen. Eine Stunde vor dem Zubettgehen ein bis zwei Tassen schluckweise trinken. Grüner Hafertee wirkt ebenfalls beruhigend.

Äußerliche Basen-Anwendung

Sehr entspannend am Abend ist ein entgiftender Leberwickel: Gästehandtuch in heißes Wasser tauchen, gut auswringen, auf den rechten Rippenbogen legen und mit einem Handtuch abdecken. Noch intensiver ist die Wirkung, wenn Sie zusätzlich eine Wärmflasche auflegen. Der Leberwickel fördert einen tiefen, erholsamen Schlaf.

Tipp
Wenn Sie nachts immer zur gleichen Zeit aufwachen, könnte das nach der chinesischen Organuhr mit (energetischen) Störungen innerer Organe zusammenhängen: 23 bis 1 Uhr Gallenblase, 1 bis 3 Uhr Leber, 3 bis 5 Uhr Lunge und 5 bis 7 Uhr Dickdarm.

2. Umstellung auf Basenernährung

Eine gesunde Ernährung mit einer basenreichen Mahlzeit am frühen Abend beein-

---

MINERALSALZE

Schüßler-Salz Nr. 7: Spannungen lösen

Wenn Sie abends noch sehr angespannt vom Tage sind, löst Magnesium phosphoricum D6 (Salz Nr. 7) die Spannungen: Lösen Sie etwa eine Stunde vor dem Schlafengehen zehn Tabletten des Salzes in einem heißen Glas Wasser und trinken Sie es in kleinen Schlückchen. Bei länger andauernden Beschwerden ist eine mehrwöchige Kur mit einem Basenmittel hilfreich.

flusst die Schlafqualität positiv. Abends sind basische Kohlenhydrate wie Kartoffeln mit Gemüse günstig. Abschließend noch mal frische Luft tanken, entweder bei einem kleinen Spaziergang oder am geöffneten Fenster, um Säuren loszuwerden.

Gezielte Basenernährung bei Schlafstörungen

Lassen Sie bei Schlafproblemen die Leber nicht außer Acht. Sie arbeitet nachts aktiv an der Entgiftung und Entsäuerung und kann deshalb Unterstützung gut gebrauchen. Bitterstoffe stärken die Leber und helfen indirekt bei der Verbesserung des Schlafes. Basenfavoriten für abends sind Kartoffeln, Gemüse, Holunderblüten und dunkle Weintrauben.

Basenstarke tryptophanhaltige Nahrungsmitteln verzehren, wie Bananen, Milch, Soja und Walnüsse. Trinken Sie abends, wenn Sie mögen, ein kleines Glas warme Milch mit Honig.

Tipp
Nutzen Sie die beruhigende Wirkung von Dill und Dillsamen; trinken Sie abends einen Tee: ¼ TL Samen quetschen und mit einer Tasse heißem Wasser überbrühen und zugedeckt etwa 7–8 Minuten ziehen lassen, abseihen. Oder kauen Sie Dillsamen.

Achtung!
Keine schwer verdaulichen und späten Mahlzeiten am Abend. Die letzte Mahlzeit sollte etwa vier Stunden vor dem Schlafengehen eingenommen werden. Säuernde Nahrungsmittel wie Speck, Schinken, Wurst und reifer Käse stören den Schlaf. Auch scharfe Gewürze am Abend lassen Magen und Darm nicht zur Ruhe kommen und können die Schlafqualität negativ beeinflussen. Gleiches gilt für Alkohol, der den Schlaf unruhig macht.

So könnte ein Tag aussehen
- Morgens: Buchweizenfrühstück mit Granatapfel, Walnüssen, ½ TL Leinöl
- Snack: Banane
- Mittags: Gemüsesticks mit Kräutercreme, Feldsalat und Keimlingen, Fenchel
- Snack: Dinkelbrot mit Avocadocreme (siehe S. 134), Radieschen, Basenbrühe mit Gemüsestreifen (siehe S. 25),
- Abends: Kartoffeln mit Gemüseragout und Dill, Hafertee oder Holunderblütentee, 1 Handvoll Weintrauben
- Vor dem Schlafengehen: 1 kleines Glas warme Milch mit einem TL Blütenhonig
- Magnesium phosphoricum 10 Tabletten in heißem, abgekochtem Wasser auflösen

Tipp
Im Schlafzimmer sollten wegen Elektrosmog keine elektrischen Wecker, Handys, Radio und Fernseher stehen.

Konzentrationsschwäche und Nervosität

» Nervös und unkonzentriert durch Übersäuerung – das kommt viel häufiger vor, als man denkt! Nicht alle Menschen reagieren auf Reize, die Gemütsbewegungen auslösen, gleich stark. Was den einen kaum berührt, verursacht bei dem anderen extreme nervliche Anspannung, die mit Unruhe, zittrigen Händen, übermäßiger Schweißbildung einhergehen kann. Das ist einerseits eine Frage der Konstitution, aber auch die Belastung des Organismus mit Säuren und anderen belastenden Substanzen greift die Nerven an. Hinter Konzentrationsschwäche kann sich ein Mangel an Mineralien und anderen Vitalstoffen verbergen (siehe auch Erschöpfung S. 74). Reichlich Basenbildner in der Ernährung bringen neue Energie und füllen die Mineralreserven auf.

1. Basen-Soforthilfe

Zur Entlastung des Körpers Säuren reduzieren, insbesondere von Kaffee und Alkohol. Zwei bis drei basische Entlastungstage einlegen, am besten an einem Wochenende.

Nervenkekse. Bei Nervosität und Konzentrationsschwierigkeiten helfen die Nervenkekse der Hildegard von Bingen: 45 g Muskatnusspulver, 45 g Zimtpulver, 10 g Gewürznelkenpulver, 1,5 kg Dinkelfeinmehl, 300 g Melasse oder Honig, 350 g Butter, 2 Eier, 200 g gemahlene Mandeln, 1 Prise Salz und etwas Wasser; aus den Zutaten einen Teig zubereiten, dünn ausrollen, Plätzchen ausstechen und 5–10 Minuten bei 180 °C backen. Sieben Kekse pro Tag essen.

Äußerliche Basen-Anwendungen

Besuchen Sie eine Sauna, machen eine Bürstenmassage mit Meersalz und achten auf viel Bewegung an der frischen Luft.

2. Umstellung auf Basenernährung

Stellen Sie Ihre Ernährung auf gesunde Basenkost um, um zu gewährleisten, dass der Körper mit allen notwendigen Vital-

---

MINERALSALZE

Unterstützung durch Schüßler-Salze

Schüßler-Salze können neben der Basenernährung begleitend eingesetzt werden. Salz Nr. 3 Ferrum phosphoricum verbessert die Sauerstoffaufnahme und wirkt tonisierend. Bei chronischen Konzentrationsstörungen sowie bei Konzentrationsschwäche durch Stress sind die Schüßler-Salze Nr. 5 Kalium phosphoricum (bei schneller Erschöpfung, Nervenschwäche) oder Nr. 2 Calcium phosphoricum (allgemeine Leistungsschwäche, Kopfschmerzen bei geistiger Anstrengung) geeignet.

stoffen und Mineralien versorgt wird. Ein Defizit an basischem Eisen, Folsäure und Vitamin B_{12} muss vermieden werden, z. B. mit »Kräuterblut« aus dem Reformhaus. Auch die Versorgung mit Magnesium und Kalium sollte sichergestellt sein, z. B. mit Soja und Süßkartoffeln. Achten Sie auf die Versorgung mit Cholin in Nüssen, z. B. in frischen Walnüssen und Sojabohnen enthalten. Zur Beruhigung: Dillsamen-Tee trinken oder Dillsamen kauen (siehe Tipp auf S. 82).

Gezielte Basenernährung bei Konzentrationsschwäche

Ausreichend lecithinreiche Nahrungsmittel verzehren, denn Lecithin unterstützt die Gedächtnisleistung; zwar steckt viel Lecithin in Eigelb, aber auch in Hefe, Soja, Weizenkeime und Haferflocken. Safran stärkt die Konzentration. Weitere Empfehlenswerte Nahrungsmittel sind: Mandeln, Rosinen, Beeren, wie Heidelbeeren und Johannisbeeren, Bananen, Sellerie und Stangensellerie, Dinkel und Hafer, Rosmarin und Thymian. Bei Lust auf Süßes Honig oder Trockenfrüchte bevorzugen.

Achtung!
Auf Zucker, Alkohol, Kaffee und Tabak möglichst verzichten.

So könnte ein Tag aussehen
- Morgens: Buchweizenfrühstück mit Safran und Weizenkeimen
- Snack: 1 Schälchen Heidelbeeren
- Mittags: Suppe mit Süßkartoffeln (siehe S. 123), Gemüsesticks mit Stangensellerie und Kräutercreme, Gurkengemüse
- Snack: frische Nüsse, Mandeln und Feigen
- Abends: Gemüseragout mit Tofu und Dill (siehe S. 126)

Tipp
Konzentrationsstörungen und Nervosität weisen auf Energiemangel und eine Säure-Basen-Dysbalance hin. Aus diesem Grund sind ausreichend Schlaf, viel Bewegung an der frischen Luft und Atemübungen hilfreich, nicht zuletzt, um überschüssige Säuren loszuwerden.

Herz-Kreislauf-System/Durchblutung

Unermüdlich vollbringt unser Herz Höchstleistungen. Pro Tag schlägt es etwa 100 000-mal und pumpt über die Arterien sauerstoff- und nährstoffreiches Blut in die kleinsten Winkel des Körpers. Die Venen sind dafür zuständig, Kohlendioxid und Stoffwechselendprodukte abzutransportieren.

Bluthochdruck

» Messwerte über 140/90 mmHg gelten als Bluthochdruck (Hypertonie). Ständig erhöhte Werte schädigen Herz und Blutgefäße und beschleunigen die Entwicklung einer Arteriosklerose mit all ihen Folgen. Viele Betroffene bleiben über Jahre hinweg symptomfrei, sodass eine wichtige Warnfunktion entfällt. Mögliche Anzeichen können sein: Kopfdruck, Kopfschmerzen, Unruhe und Herzklopfen, Schwindel, Schweißausbrüche.

Auch das Herz-Kreislauf-System bleibt nicht vom Säure-Basen-Haushalt unbeeinflusst. Schon winzige Veränderungen des pH-Wertes beeinträchtigen die Reizleitung der Herzmuskulatur. Hinzu kommt, dass Stress (Übersäuerung!) zu einer Aktivierung des vegetativen Nervensystems führt und mit einer Blutdruckerhöhung einhergeht. Allgemein gilt: Lassen Sie Bluthochdruck ärztlich behandeln.

MINERALSALZE

Magnesium

Magnesium als Nahrungsmittelergänzung (300 mg täglich) und zusätzlich als Schüßler-Salz Nr. 7 Magnesium phosphoricum viermal 2 Tabletten. Alternativ kommt auch eine mehrwöchige Kur mit einem Basenpräparat (mit hohem Magnesiumanteil) infrage.

1. Basen-Soforthilfe

Die vorübergehende starke Reduktion von Säuren und tierischem Eiweiß hilft bei der Umstellung. Durch die Entlastung von Säuren, Salz und überschüssigem Wasser wird der Blutdruck gesenkt.

Entlastungstage. Zwei bis drei Kartoffeltage mit Gemüse und Rohkost entwässern und entlasten spürbar. Eine Basis-Basenwoche steigert den positiven Effekt noch.

GEZIELTE BASENERNÄHRUNG BEI BESCHWERDEN

Äußerliche Basen-Anwendung

Ansteigende Armbäder führen reflektorisch zu einer Gefäßerweiterung und damit kurzfristig zu einer Kreislaufentlastung (auch als Sofortmaßnahme). Die Herzdurchblutung wird verbessert.

Abends sind Senffußbäder günstig: Eine ½ Stunde vor dem Schlafengehen eine Fußbadewanne mit lauwarmem Wasser füllen und 2–3 Esslöffel schwarzes Senfmehl einstreuen. Das Wasser reicht bis zur Wadenmitte, bei Venenleiden nur bis zum Knöchel. Dauer: etwa zehn Minuten.

2. Umstellung auf Basenernährung

Bei Bluthochdruck, der in Verbindung mit Übergewicht steht, wird bereits mit einer leichten Gewichtsabnahme mit Basenernährung schon eine Senkung des Blutdrucks erreicht. So reduziert bereits 10 Prozent weniger Körpergewicht den oberen Blutdruckwert um 15 mmHg und den unteren Wert um 10 Prozent.

Gezielte Basenernährung bei Bluthochdruck

Basische Trennkost ist bei Bluthochdruck ideal. Das Prinzip beinhaltet die Trennung von Eiweiß und Kohlenhydraten in einer Mahlzeit mit einem hohen Anteil an basischer Nahrung.

Basische Mineralien sind wohltuend für das Herz-Kreislauf-System. Speziell das »Anti-Stress-Mineral« Magnesium hat eine entspannende Wirkung und senkt den Blutdruck. Magnesiumreich sind grünes Blattgemüse, Salat und Weizenkeime. Basisches Kalium (als Gegenspieler des Natriums), das in Bananen und Aprikosen in hoher Konzentration enthalten ist, ist günstig. Basenfavoriten sind Sellerie und Stangensellerie.

Tipp

Rotes Obst und Gemüse wie rote Weintrauben, rote Beeren, sonnengereifte Tomaten, Rote Bete und Kirschen verbessern die Blutzirkulation, stärken Herz und Kreislauf. Grapefruits haben herzschützende Eigenschaften, zudem viel Magnesium und Kalium. Lauchpflanzen, Knoblauch und Zwiebeln hemmen die Verklumpungsneigung der Blutplättchen. Meerrettich ist herzstärkend.

Kochsalz durch basische Kräuter, Gewürze und Meersalz ersetzen. Sauerkraut versorgt Sie mit milchsauren Basen und enthält Cholin, das beruhigend und blutdrucksenkend wirkt. Bitterstoffe sind gesund für Herz und Blutgefäße. In der Naturheilkunde heißt es: »Bitter ist gut für das Herz«, z. B. in Endivie, Löwenzahn oder Radicchio enthalten. Hibiskustee senkt leicht den Blutdruck (enthält Polyphenole).

Gerichte mit täglich 1 bis 2 TL Leinöl und Leinsamen (als wertvolle Quelle von Omega-3-Fettsäuren) verfeinern. Die wertvollen Inhaltsstoffe verzögern die Arterienverkalkung (Arteriosklerose). Gleiches gilt für Olivenöl.

Achtung!

Frittierte und panierte Speisen sowie salzige Snacks belasten Stoffwechsel und Blutdruck. Eier und Fleisch nur sparsam einsetzen. Alkohol hat einen blutdrucksteigernden Effekt. Rauchen stoppen, weil es die Blutgefäße schädigt.

Tipp

Frauen über 35, die rauchen, sollten am besten nicht weiter mit der »Pille« verhüten. Diese Kombination erhöht das Risiko für Herz-Kreislauf-Erkrankungen deutlich.

So könnte ein Tag aussehen

- Morgens: Müsli mit roten Beeren, Weizenkeimen und frischen Walnüssen
- Snack: Bananen-Kefir
- Mittags: Gemüse (⅔) mit gegrilltem Fisch (⅓), Salat mit Radicchio und Stangensellerie
- Snack: Chicorée-Salat mit Grapefruit (siehe S. 116)
- Abends: Kräuter-Ratatouille mit Olivenöl (siehe S. 126), Hibiskustee

> **INFO**
>
> ### Herzinfarktrisiko
>
> Dass die westliche Ernährung Einfluss auf Herz-Kreislauf-Erkrankungen hat, zeigt eine aktuelle Untersuchung, die in der Fachzeitschrift Circulation veröffentlicht wurde. Menschen, die sich basenreich mit viel Obst und Gemüse ernähren, haben ein 30 % niedrigeres Herzinfarktrisiko als Menschen, die wenig oder gar kein Obst und Gemüse essen. Bei westlichem Ernährungsstil mit erhöhtem Anteil an tierischem Eiweiß und Fett ist das Risiko um 35 % erhöht.

Niedriger Blutdruck

» Wenn niedriger Blutdruck (Hypotonie) nicht im Zusammenhang mit einer organischen Erkrankung auftritt, gilt er als harmlos und konstitutionell bedingt. Dennoch leiden viele an den niedrigen Werten, weil es ihnen an Schwung mangelt. Weitere Symptome von Hypotonie sind Müdigkeit, Abgeschlagenheit, Leistungs- und Konzentrationsschwäche oder Schwindel. Achtung: Hinter diesen Symptomen könnte sich auch eine Blutarmut verbergen.

Umstellung auf Basenernährung

Trinken Sie viel reines Wasser, Tee, Saftschorlen und essen Sie basenreich, gut gewürzt. Kardamom, Ingwer und Cayennepfeffer wirken tonisierend und regen den Kreislauf an. Ingwertee am Morgen oder zwischendurch macht munter. Oder Sie reiben etwas frischen Ingwer auf Ihr Frühstücksbrot.

Gezielte Basenernährung bei Beschwerden

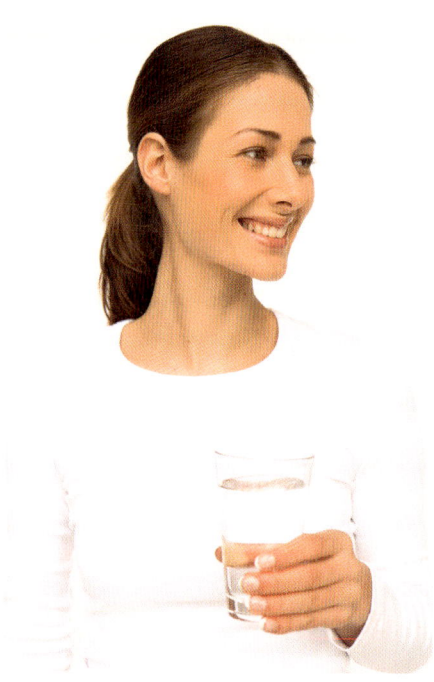

Rosmarin, Ginseng und Weißdorn wirken ebenfalls kreislaufregulierend. Bitterstoffe wie Wermut, Tausendgüldenkraut oder auch Löwenzahn tonisieren und erhöhen die körperliche Spannkraft. Gleiches gilt auch für Bitterstoffe.

Kreislauf-Tee. Für einen kreislaufanregenden Basentee 70 g Rosmarinblätter und 30 g Ginsengwurzel mischen. Ein Teelöffel der Mischung mit einer Tasse kochendem Wasser übergießen, 10 bis 15 Minuten ziehen lassen. Über den Tag verteilt zwei bis drei Tassen trinken.

Äußerliche Basen-Anwendung
Wechselduschen, Wechselfußbäder und Bürstenmassagen trainieren die Gefäßregulation. Regelmäßig angewendet haben diese Anwendungen den Effekt, dass der Körper abgehärtet wird und sich an den niedrigen Blutdruck gut anpasst.

Tipp

Nutzen Sie jede Möglichkeit zur körperlichen Bewegung. Wenn Sie viel stehen müssen, wippen Sie zwischendurch auf den Zehenballen hin und her. Das regt den Kreislauf an und ist gut für den Venenfluss.

Achtung!
Kaffee wirkt nur kurzfristig kreislaufstimulierend, später senkt er den Blutdruck. Und Tabak zieht die Blutgefäße zusammen und verschlechtert die Durchblutung.

So könnte ein Tag aussehen
- Morgens: Sauerteigbrot mit frischem Fruchtaufstrich (siehe S. 114) und Ingwer
- Snack: Joghurt mit frischen Beeren
- Mittags: Sojanudeln mit scharfer Gemüsesauce und Rosmarin, Chicorée-Salat (siehe S. 116)
- Snack: Ananas-Galgantdrink (siehe S. 139), Ingwertee
- Abends: Express-Kartoffelsuppe (siehe S. 121) mit frischen Sprossen, Kräutern und Kresse

Eisenmangel und Blutarmut (vorbeugen)

» Vor allem bei Frauen ist Eisenmangel bzw. Blutarmut weit verbreitet, hervorgerufen durch starke oder lange Regelblutungen und den erhöhten Eisenbedarf in Schwangerschaft und Stillzeit. Ohne Eisen wäre die Blutbildung nicht möglich. Das Spurenelement dient als Baustein für den Farbstoff Hämoglobin. Ein Eisenmangel tritt nicht plötzlich auf, sondern macht sich erst bemerkbar, wenn die Eisenvorräte bereits aufgebraucht sind. Auch ein latenter Mangel bleibt oft unbemerkt, denn der Körper versucht so lange wie möglich, sich ausgleichend darauf einzustellen.

Vor der Behandlung müssen die möglichen Ursachen (chronische Entzündungen, starke Regelblutungen) des Eisenmangels herausgefunden werden. Eisenpräparate sollten Sie nur in Absprache mit Ihrem Arzt einnehmen.

1. Basen-Soforthilfe

In unserer Ernährung mangelt es häufig an den blutbildenden Vitaminen und Spurenelementen Eisen, Vitamin B_{12} und Folsäure. Vitamin B_{12} kommt fast nur in Nahrungsmitteln tierischen Ursprungs vor. Mit unserer Nahrung nehmen wir durchschnittlich etwa 10 bis 15 mg Eisen auf, aber nur ein kleinerer Teil davon wird vom Körper verwertet. Ein zu niedriger Eisengehalt in der Nahrung – etwa durch vegetarische Kost oder Diäten hemmt die Blutbildung.

Ein Folsäuremangel kommt ebenfalls häufig vor. Ursache ist das lange Kochen und Warmhalten der Speisen, da Folsäure hitzeempfindlich ist. Betroffen sind deshalb vor allem Berufstätige, die in der Kantine essen.

2. Umstellung auf Basenernährung

Reich an Eisen sind Fleisch, Geflügel, grünes Gemüse, Wurzelgemüse und Vollkornprodukte. Folsäure ist u. a. in Getreide, grünem Gemüse, Vollkornbrot, Eiern, Käse und Hefe enthalten. Vitamin B_{12} kommt auch in milchsauer vergorenen Lebensmitteln wie Sauerkraut vor sowie in Algen. Günstig sind ebenfalls Sojaprodukte und Miso.

Wer viel Getreide und Müsli isst, leidet ebenfalls häufiger unter einem Eisenmangel. Ursache ist die Phytinsäure, die in den

---

MINERALSALZE

Eisenspeicher auffüllen

Das Schüßler Salz Ferrum phosphoricum (Eisenphosphat) ist das Mittel der Wahl. Wenn Sie ein Eisenpräparat einnehmen, kombinieren Sie es mit dem Schüßler-Salz Ferrum phosphoricum D6 oder D12. Das verbessert die Aufnahme und Verwertbarkeit des Eisens.

Randschichten von Vollkorngetreide enthalten ist. Sie geht mit Eisen leicht Komplexverbindungen ein, die der Darm nur teilweise resorbieren kann. Deshalb das Getreide keimen lassen (⅓ der Phytinsäure wird dadurch abgebaut).

Gezielte Basenernährung bei Eisenmangel

Tierisches Eisen (Fleisch, Eier) wird vom Körper besser resorbiert als pflanzliches Eisen (z. B. aus Kartoffeln, Getreide und Gemüse).

Schwarze Beeren (schwarze Johannisbeeren, Brombeeren, Holunderbeeren) und Erdbeeren enthalten viel Eisen und unterstützen die Blutbildung. Rote Bete, Grünkohl und Rotkohl sind ebenfalls blutbildend. Basenklassiker mit hohem Eisengehalt sind Petersilienwurzel, Topinambur, Wirsing (auch viel Magnesium) und schwarze Oliven.

Tipp
Vitamin C fördert die Aufnahme von Eisen aus der Nahrung, vor bzw. zu der Mahlzeit z. B. einen Orangen- oder Johannisbeersaft trinken.

Weitere empfehlenswerte Lebensmittel sind schwarze Melasse und Rübenkraut, Algen, z. B. Spirulina-Algen, basische milchsauer vergorene Nahrungsmittel, wie Sauerkraut, das viel Vitamin B_{12} enthält, frische Petersilie, vor allem Blattpetersilie, Basilikum und Brennnesselsaft.

Bitterstoffe fördern die Aufnahme von Eisen und Vitamin B_{12} aus Magen und Darm mobilisieren bei Antriebsschwäche und Müdigkeit.

Achtung!
Kaffee, Cola, schwarzer Tee und Rotwein hemmen die Eisenaufnahme aus der Nahrung. Deshalb zeitversetzt, also ein bis zwei Stunden nach der Mahlzeit trinken. Milch nicht zu den Mahlzeiten trinken, denn Kalzium hemmt ebenfalls die Eisenaufnahme. Kein Fast Food essen (»Eisenräuber«). Spinat und Rhabarber sind reich an Oxalsäure und verschlechtern die Eisenaufnahme. Statt Zucker besser eisenreiche Melasse zum Süßen verwenden.

So könnte ein Tag aussehen:
- Morgens: Sauerteigbrot mit Rübenkraut
- Snack: Müsli mit schwarzen Beeren
- Mittags: frischer Orangensaft, Sauerkraut mit Kartoffeln und frischer Petersilie
- Snack: kleiner Salat mit schwarzen Oliven und Keimlingen
- Abends: Kartoffelauflauf mit Rote Bete (siehe S. 134)

Tipp
Ein blasses Gesicht ist keineswegs immer ein Hinweis auf Blutarmut. Aussagekräftiger sind da schon die Schleimhäute: Prüfen Sie einmal das Zahnfleisch und die Lid-Bindehaut. Ist die Schleimhaut blass, könnte das ein Hinweis auf einen Eisenmangel sein.

Haut

Die Haut umgibt unseren Körper wie eine schützende Hülle, spiegelt auch unser körperliches Wohlbefinden wider und hat große Bedeutung als Kontaktorgan. Über ihre Tast-, Temperatur- und Schmerzrezeptoren steht die Haut in enger und unmittelbarer Kommunikation mit der Umwelt.

Hautprobleme

» Belastungen des Stoffwechsels und des Säure-Basen-Haushalts können sich auch an der Haut manifestieren. Typische Anzeichen einer Übersäuerung sind eine nachlassende Spannkraft der Haut und des Bindegewebes. Wenn immer wieder Hautunreinheiten, Pickel oder Ekzeme auftreten, ist dies aus ganzheitlicher Sicht ein Hinweis auf eine Störung, die den gesamten Organismus betrifft. Das kann eine Überforderung des Stoffwechsels sein, der sich zur Entlastung – vergleichbar einem Ventil – eine Ausleitung sucht. Hautleiden, die auf eine äußere Behandlung nicht ansprechen, werden in der Naturheilkunde oft mit Erfolg von innen heraus geheilt. Ziel ist es, Giftstoffe auszuleiten und den Organismus umzustimmen. Die Mitbehandlung von Stoffwechsel und Lymphsystem sowie von Magen und Darm bringt oft erstaunliche Besserungen. Nach der Entsäuerung wird die Haut wieder besser durchblutet, straffer und reiner.

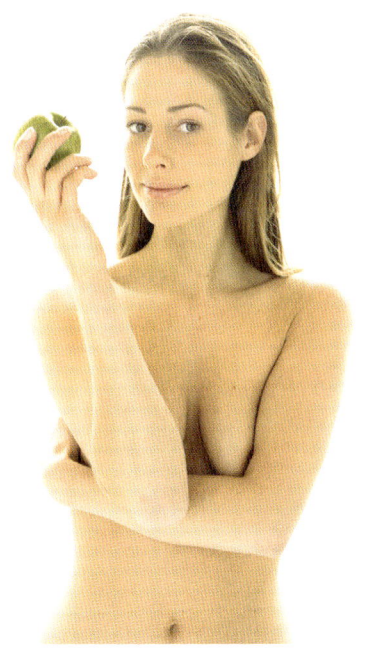

1. Basen-Soforthilfe

Wer immer wieder zu Hautunreinheiten oder Hautproblemen neigt, sollte einmal in der Woche einen basischen Entlastungstag einlegen, z. B. mit Basensuppen, Aprikosen und Karotten (Vitamin A). Außerdem viel trinken, z. B. Hafertee oder Stoffwechsel-Tee, denn der Zustand der Haut hängt auch davon ab, wie viel Flüssigkeit regelmäßig aufgenommen wird.

Entlastungstage. Drei basische Entlastungstage (ideal an einem Wochenende) reinigen, entschlacken und helfen bei der Umstimmung, z. B. Gemüse- oder Kartoffeltage. Bei hartnäckigen Hauterkrankungen nehmen Sie in dieser Zeit nur frische Gemüsebrühe oder Obst- und Gemüsesäfte zu sich. Hautprobleme bessern sich dadurch oft, vor allem wenn Sie anschließend ihre Ernährung umstellen.

Stoffwechsel-Tee. Für die basische Stoffwechsel-Teekur bei Hautproblemen 30 g Löwenzahnkraut mit Wurzel, 30 g Brennnesselkraut, 20 g Bittersüß und 20 g Johanniskraut mischen. Ein Teelöffel mit einer Tasse kochendem Wasser übergießen, zehn Minuten zugedeckt ziehen lassen. Drei bis vier Tassen über den Tag verteilt trinken, kurmäßig über etwa vier Wochen.

Äußerliche Basen-Anwendung
Bei sensibler Haut ist Heilerde ideal. Allergische Unverträglichkeiten sind mir nicht bekannt. Eine Heilerdemaske bindet Talgabsonderungen und macht Bakterien unschädlich. Drei Esslöffel Heilerde mit warmem Wasser zu einem Brei anrühren. Auf das Gesicht auftragen, die Augenpartie aussparen und etwa 15 Minuten einwirken lassen. Anschließend mit reichlich warmem Wasser abwaschen. Oder Abwaschungen mit Heilerde: Eine Handvoll Heilerde in zwei Liter kaltes Wasser geben und die Haut damit abwaschen.

Ein basisches Ganzkörperpeeling löst alte Schuppen und reinigt die Haut. Mischen Sie feinkörniges Meersalz mit etwas Sahne zu einem Brei. Unter der Dusche auf die feuchte Haut auftragen, kurz einwirken lassen und abspülen.

2. Umstellung auf Basenernährung

Auch nachdem die Beschwerden abgeklungen sind, sollten Sie noch eine Weile auf säuerndes Fleisch, Eier, Käse und scharfe Gewürze verzichten. Essen Sie allgemein basenreich, um den Körper dauerhaft zu entsäuern. Ideal ist zudem viermal pro Jahr eine Basenwoche, um die Entgiftung

---

MINERALSALZE

Schönheitssalz Silicea

Das Schüßler Salz Silicea D12 gilt als Schönheitssalz für Haut, Haare und Nägel. Kurmäßig dreimal täglich 1 Tablette über mindestens zwei Monate. Es wird auch bei früher Hautalterung, trockener und dünner Haut eingenommen.
Kalium sulfuricum D6 hat eine enge Beziehung zur Oberhaut, Neigung zu Ekzemen und Neurodermitis.
Das Salz Natrium phosphoricum D6 ist passend bei Ekzemen durch saure Stoffwechsellage, fettige und unreine Haut.

Was die Haut positiv bzw. negativ beeinflusst.

Hautfeinde	Hautfreunde
- Gewebeübersäuerung - UV-Licht der Sonne, Solarien - Rauchen - Schlafmangel - Stress - Alkohol	- basenüberschüssige Ernährung - Vitamin E und C - Coenzym Q10 - Phytohormone (z. B. in Sojabohnen, Leinsamen) - Entspannung - Bewegung (sorgt für gute Durchblutung der Haut und Säureausscheidung)

anzuregen und die Ausscheidungsorgane zu unterstützen.

Gezielte Basenernährung bei Hautproblemen

Die ständige Zellerneuerung in der Haut erfordert eine gute Versorgung mit Nährstoffen (Eiweiß mit hoher biologischer Wertigkeit, mit Zink und den Vitaminen C und B_6); Vitamin E verlangsamt den Alterungsprozess.

Gemüse, Obst, Kräuter. Basenfavoriten sind Kresse, Karotten, Kartoffeln, Aprikosen, Sanddorn und Petersilie. Kirschen regen die Regeneration der Haut an. Karotten- und Rote-Bete-Saft mit einem Tröpfchen Leinöl stärken den Körper. Grüner Hafertee reinigt von innen. Meerrettich (wegen des Schwefelgehaltes) verwenden. Phytohormone sind sowohl äußerlich wie innerlich wirksam, z. B. in Sojabohnen und Sojaprodukten.

Lycopin, der rote Farbstoff der Tomate, schützt vor freien Radikalen, verbessert den Eigenschutz der Haut und verringert das Krebsrisiko. Reichlich enthalten in Tomatensoße, Tomatensaft und Tomatenmark.

Tipp

Die Haut braucht Zink. Das Spurenelement unterstützt den Heilungsprozess bei Akne und Herpes. Zink steckt vor allem in Fleisch, aber auch in Fisch und Linsen. Gegebenenfalls ist die kurmäßige Einnahme eines Zinkpräparates sinnvoll.

Öle. Basische Omega-3-Fettsäuren zuführen, indem man jeden Tag 1 bis 2 TL Leinöl zu sich nimmt, das hilft auch bei trockener Haut und/oder Entzündungen. Essenzielle Fettsäuren wie in Nachtkerzenöl enthalten, unterstützen die Fähigkeit, Feuchtigkeit zu speichern, und machen die Haut widerstandsfähig.

Achtung!

Individuelle Unverträglichkeiten austesten. Häufig werden Weizen, Eier, Zitrusfrüchte, Nüsse, Zucker und Kuhmilch nicht gut vertragen.

Gezielte Basenernährung bei Beschwerden

So könnte ein Tag aussehen
- Morgens: Buchweizen mit Aprikosen
- Snack: Knäckebrot mit reifen Tomaten und Schnittlauch
- Mittags: Gedämpftes Gemüse mit Kartoffeln und Leinöl
- Snack: Basische Zell- und Regenerationskur (siehe S. 139)
- Abends: Hafertee, Orangen-Karotten-Suppe mit Ingwer (siehe S. 121)

Tipp
Rein äußerliche, lokale Behandlung der Haut reicht in den meisten Fällen nicht aus. Auch von innen muss eine Unterstützung im Sinne einer Entgiftung und Entlastung erfolgen. Jeden Tag mindestens einmal ins Schwitzen kommen, ist eine gute Maßnahme, um den Stoffwechsel in Gang zu bringen.

Cellulite

» Bei Cellulite ist eine Entschlackung und Entsäuerung des Gewebes unbedingt erforderlich. Die Umstellung auf Basenernährung stärkt die Funktion und die Struktur des Bindegewebes. Besonders wertvoll sind basische Nahrungsmittel wie Aprikosen, Kartoffeln und Kirschen, die viel Silizium enthalten und damit das Gewebe stützen. Außerdem Petersilie sowie Artischocken, die die Leberfunktion anregen.

Haarausfall oder Haarverlust bei Frauen kann mit einem Mangel an dem basischen Element Eisen zusammenhängen (siehe Eisenmangel S. 89).

Entschlackungs-Tee. Ein basischer Gewebe-Entschlackungs-Tee besteht aus Brennnessel mit Ackerschachtelhalm (kräftigt das Bindegewebe): 1 TL mit einer Tasse kochendem Wasser übergießen, abgedeckt zehn Minuten ziehen lassen, abseihen. Drei- bis viermal täglich eine Tasse trinken.

Achtung!
Vorsicht mit diesen Lebensmitteln: Fleisch, Wurst, scharfe Gewürze, Chips, Pommes frites, frittierte und panierte Speisen, Zucker, Weißmehl, Cola, Light-Getränke, Eier und Alkohol. Rauchen verschlechtert die Durchblutung des Gewebes.

So könnte ein Tag aussehen
- Morgens: Kirschsaft, Basenfrühstück
- Snack: Ackerschachtelhalm-Tee, ein Schälchen Aprikosen und Feigen
- Mittags: Gemüseragout mit Kartoffeln und frischer Petersilie
- Snack: Ackerschachtelhalm-Tee
- Abends: Karottensuppe mit Ingwer

Tipp
Körperliche Bewegung an der frischen Luft verbessert die Versorgung der Haut mit Sauerstoff und Nährstoffen. Benutzen Sie eine Creme mit UV-Filter und reich an Antioxidanzien, um Faltenbildung durch übermäßige Sonnenstrahlen zu verhindern.

Immunsystem und Atemwege

Das Immunsystem ist kein in sich geschlossenes System, sondern steht u. a. in vielfältiger Beziehung zum Nerven- und Hormonsystem. So kann durch Stress die Zahl der Abwehrzellen vermindert und andererseits durch eine gesunde Basenernährung die Infektanfälligkeit gesenkt werden.

Erkältung, akuter grippaler Infekt, Infektanfälligkeit und Abwehrschwäche

» Säurelastige Ernährung und starke Belastungen wie Stress schwächen unser Abwehrsystem. Erkältungen sind in der Regel harmlos, die Beschwerden können allerdings lästig sein. Erhöhte Körpertemperaturen oder Fieber gehen mit einer akuten Übersäuerung einher. Bei wiederkehrenden Infekten oder der Neigung zu häufigen Infekten ist eine schonende Entsäuerung wirkungsvoll.

1. Basen-Soforthilfe

- Bei akuten Beschwerden sofort die Säuren von Zucker, Weißmehl, Alkohol einschränken.
- Bei Frösteln und den ersten Anzeichen einer Erkältung einen basischen Ingwertrunk mit Zitrone und Zimt trinken. Dazu schluckweise heiße, selbst gemachte Basenbrühe oder Schwitztee mit Holunder und Lindenblüten.
- Bei Heiserkeit mit Johannisbeersaft gurgeln; getrunken lindert er auch Husten.

- Bei Halsschmerzen mit warmem Wasser verdünnten Zitronensaft mit einer Spur Honig trinken (schmeckt zwar sauer, ist aber basisch) oder Zimttee.

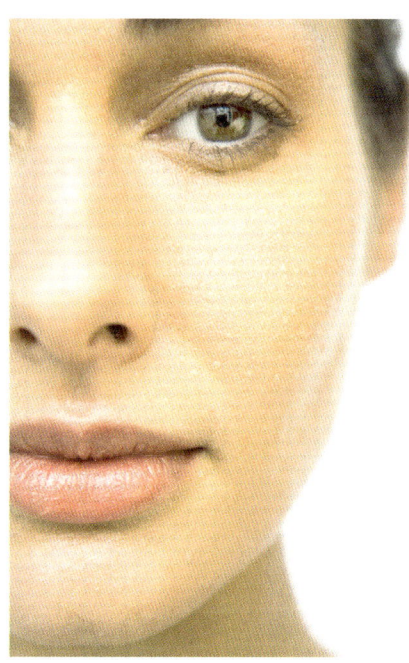

Gezielte Basenernährung bei Beschwerden

- Bitterstoffe bei fiebrigen Infekten regen die Immunabwehr sowie die Schweißproduktion an und steigern die Resistenz.

Entlastungstage. Bei beginnender Erkältung auf leichte basische Kost umstellen, mit basischer Brühe, frischem, mildem Salat mit Kräutern, Obst, etwa 2,5 Liter Flüssigkeit u. a. stark verdünnte Fruchtsäfte.

Äußerliche Basen-Anwendung

Sofort ein Entsäuerungsbad (siehe S. 30) oder ansteigendes Basenfußbad (von 35 °C auf etwa 40 °C in 5 Minuten, mit 2 EL Natriumbikarbonat) bei beginnendem Infekt. Grundsätzlich auf warme Füße achten, denn kalte Füße wirken sich reflektorisch ungünstig auf die Immunabwehr im Nasen-Rachen-Raum aus.

MINERALSALZE

Bei Erkältung die »heiße 3« nehmen

Soforthilfe: Wenn eine Erkältung im Anmarsch ist, hilft die »heiße 3«: 10 Tabletten des Schüßler-Salzes Nr. 3, Ferrum phosphoricum D6 in heißem Wasser auflösen und so warm wie möglich trinken.
Eine mehrwöchige Immunkur stabilisiert ein geschwächtes Abwehrsystem: Morgens 2 Tabletten Ferrum phosphoricum, mittags 2 Tabletten Kalium sulfuricum und abends 2 Tabletten Silicea. Kinder nehmen dreimal täglich 1 Tablette.

---

2. Umstellung auf Basenernährung

Ernährungsumstellung auf vitaminreiche, basenbetonte Küche. Zur Umstimmung bietet sich eine Basis-Basenwoche (siehe S. 21) an. Bei wiederkehrenden Infekten oder der Neigung zu häufigen Infekten ist ein wöchentlicher Entlastungstag sinnvoll mit Gemüsesuppen und Gemüse.

Gezielte Basenernährung für das Immunsystem

- Vitamin C unterstützt das Immunsystem. Aus einer natürlichen Quelle ist es für den Körper viel besser verwertbar, als wenn es sich um synthetische Produkte handelt. Sehr viel Vitamin C steckt in Sanddorn, schwarzer Johannisbeere und Acerolakirschen.
- Weiße basische Gemüse wie Rettich, Meerrettich (frisch gerieben, antibakteriell und immunstärkend), Sellerie, Lauch, Zwiebeln und Knoblauch stärken die körpereigene Abwehr, die Atemwege und die Lunge. Basische Gewürze und Kräuter wie Bockshornkleesamen, Koriander, Brunnenkresse, Meerrettich und Bärlauch verwenden.
- Basisches Wurzelgemüse: Winterrettich ist sehr basisch und lindert Husten und Bronchitis. Petersilienwurzel wirkt entzündungshemmend und beugt Infektionen vor. Rote Bete (Bio) verbessert die Zellatmung und stärkt die Abwehrkräfte. Weitere Basenfavoriten sind Wirsing, Paprika, Fenchel, Bio-Erdbeeren, frische Keimlinge und Sprossen.
- Frische basische Säfte trinken, je frischer, desto besser, z. B. einen Anti-In-

fekt-Drink mit dem Saft von einem Apfel und ½ Glas Preiselbeersaft.

Tipp

Ingwer entfacht alle Stoffwechselfunktionen, hilft bei der Ausscheidung von Toxinen und Stoffwechselschlacken, unterstützt die Reinigung der Körpersäfte, bringt die Körpersäfte zum Fließen, beseitigt Stauungen und Blockaden und stärkt das Immunsystem. Frisch gerieben als Gewürz verwenden oder als Ingwerwasser (siehe S. 29) trinken.

- Basische Früchte mit hohem Gehalt an sekundären Pflanzenstoffen sind schwarze Johannisbeere, rote Bio-Trauben, Granatapfel für Fruchtdrinks oder zu Obstsalat (besitzt hohe antioxidative Kapazität), Cranberrys und Sanddorn.
- Immunstärkendes Selen zuführen (u. a. in Sonnenblumenkerne, Kartoffeln, Sojaprodukten, frischem Gemüse und Fisch enthalten).

Achtung!
Keine Fertiggerichte essen, denn sie belasten das Immunsystem mit einer Vielzahl an Zusatzstoffen; Vorsicht bei Zucker, Weißmehl, Fast Food, Tabak und Alkohol.

So könnte ein Tag aussehen
- Morgens: Müsli mit Granatapfel, Cranberrys, Propolis und Sprossen
- Snack: Obstteller mit roten Trauben und Zimt, Basenbrühe mit Kresse
- Mittags: Sanddornsaft, schnelles Basengemüse mit Bockshornkleesamen, Sonnenblumenkernen (siehe S. 125) und Keimlingen, junge Pellkartoffeln
- Snack: geschäumte Sojamilch mit Kirschsaft (siehe S. 115)
- Abends: indisches Blumenkohlgemüse mit Möhren (siehe S. 131)

Tipp

Viren werden durch Tröpfcheninfektion übertragen, insbesondere durch Anhusten oder Niesen. Viren lauern aber auch in gefährlich hoher Zahl auf Tastaturen, Telefonhörern und Türgriffen. Händewaschen ist deshalb ein wichtiger Schutz vor den Krankheitserregern.

Akute Herpesinfektion

» Viele kennen eine Herpesinfektion vor allem als unangenehme Bläschen im Lippenbereich (Typ 1). Ein Virus aus der gleichen Familie (Typ 2) tritt im Intimbereich auf und ruft dort Herpes hervor. Die Ansteckung liegt oft viele Jahre zurück.

Der Virus schlummert im Körper und wird aktiv, wenn der Körper durch Stress, Übersäuerung, Überanstrengung oder andere körperliche und seelische Belastungen angeschlagen ist.

Gezielte Basenernährung bei Beschwerden

1. Basen-Soforthilfe

Sofort bei den ersten Anzeichen (Kribbeln, Spannungsgefühl) zwei Entlastungstage mit Basensuppe (siehe S. 25), Kartoffeln und frischen, verdünnten Säften. Kartoffeln sind gut wegen ihres hohen Gehalts an der Aminosäure L-Lysin. Diese sanfte Ernährungsform entlastet in der Akutphase.

Äußerliche Basen-Anwendung

Was gut bei Herpes hilft, lässt sich im Vorfeld kaum sagen, denn die Wirkung ist individuell verschieden: Nachgewiesen ist die Wirkung von Zitronenmelissenöl. Die Melisse besitzt antivirale Eigenschaften. Sie enthält Gerbstoffe, die entzündungshemmend und zusammenziehend wirken. Teebaumöl besitzt antivirale Eigenschaften. Die Öle werden mit einem Wattestäbchen vorsichtig aufgetragen.

2. Umstellung auf Basenernährung

Eine Herpesinfektion kann immer wieder auftreten, da der Virus im Körper verbleibt und wieder aktiv werden kann. Deshalb ist es wichtig, das Abwehrsystem mit vitaminreicher Basenernährung zu stärken und sich vor Rezidiven zu schützen. Günstig sind ein regelmäßiger Entlastungstag einmal pro Woche und mehrmals im Jahr eine Basis-Basenwoche.

> **MINERALSALZE**
> **Schüßler-Salz Nr. 8**
> Unterstützen Sie die äußerliche Behandlung mit der innerlichen Einnahme des Schüßler-Salzes Nr. 8 Natrium chloratum D6. Es kann bei den ersten Anzeichen einer Infektion alle zehn Minuten eingenommen werden.

Gezielte Basenernährung gegen Herpesinfektionen

- Gut sind Kartoffeln, Fisch (einmal in der Woche) und Milchprodukte, weil sie die virusabwehrende Aminosäure Lysin enthalten.
- Hilfreich sind: Petersilie, Kresse, Schnittlauch, frische Sprossen und Keime, Biojoghurt, Kefir und Molke sowie Ingwerwasser.
- Jeden Tag 1 EL Leinöl stärkt das Abwehrsystem. Mit einem Teelöffel beginnen, dann die Menge bis auf 1 EL steigern.

Tipp
Vitamin A: Aprikosen, Karotten und Kirschen stärken Haut und Schleimhaut und schützen vor dem Eindringen von Keimen.

Achtung!
Meiden Sie argininreiche Nahrungsmittel, da sie das Wachstum der Herpesviren fördern. Dazu gehören u. a. Schokolade, Nüsse, Erdnüsse, Mais und Getreide.

INFO

Hilfe bei Lippenherpes (Herpes simplex)

- Tupfen Sie die Herpesstelle mit Einmalmaterial ab und verwenden Sie keine Handtücher, die möglicherweise auch andere benutzen.
- Behandlung mit Eigenurin: Fangen Sie etwas vom Mittelstrahlurin in einem Becher auf und betupfen die betroffenen Stellen mit einem eingetauchten Wattestäbchen.
- Sehr wirksam sind auch basische Honig-Kompressen. Die Bläschen heilen wesentlich schneller ab, wenn Sie viermal täglich 15 Minuten eine honiggetränkte Kompresse auflegen.

So könnte ein Tag aussehen

- Morgens: Müsli mit Johannisbeeren, roten Trauben und Aprikosen, Kefirdrink mit Zimt und Banane
- Snack: basische Zell- und Regenerationskur (siehe S. 139)
- Mittags: Ofenkartoffeln mit Gemüsesauce, Sprossen, Petersilie und Salat (siehe S. 133)
- Snack: Joghurt mit 1 TL Leinöl
- Abends: Kartoffelsuppe (siehe S. 121)

Frauenbeschwerden

Frau sein, das bedeutet, ein Leben lang mit den natürlichen Schwankungen des Hormonhaushaltes zu leben – Monat für Monat, bis ins hohe Alter. Mit der richtigen Ernährung lassen sich viele weibliche Beschwerden bessern.

Blasenkatarrh, Blasenentzündung

» Sie laufen unentwegt zur Toilette und das Wasserlassen brennt? – Typische Anzeichen einer Blasenentzündung. Frauen sind viel häufiger als Männer betroffen, weil ihre Harnröhre kürzer ist und die Erreger schneller aufsteigen können. Weitere Faktoren, die eine Infektion begünstigen, sind: Kälte und Nässe, Stress, Östrogenmangel während und nach den Wechseljahren, chemische Verhütungsmittel, Partnerschaftskonflikte, ein geschwächtes Immunsystem sowie Harnabflussstörungen. Bei starken Beschwerden oder gleichzeitig auftretendem Fieber sollten Sie einen Arzt aufsuchen.

1. Basen-Soforthilfe

Basisch trinken – drei Liter pro Tag – ist das A und O bei einem Harnwegsinfekt. Die Blase muss gut durchgespült werden, um Keime auszuschwemmen. Am besten sind kohlensäurefreies Wasser sowie spezielle Heilpflanzentees mit folgenden Pflanzen: Bärentraube, Birke, Ackerschachtelhalm, Orthosiphon und Goldrute.

Tee. Wichtig ist es, dass Sie für einen Tee desinfizierende und harntreibende Pflanzen mischen: Mischen Sie Orthosiphon- und Bärentraubenblätter zu gleichen Teilen. 2 Teelöffel der Mischung mit ¼ Liter Wasser kalt ansetzen und nach etwa sechs Stunden abseihen und erwärmen. Trinken Sie bei akuten Beschwerden vier bis fünf Tassen täglich, aber nicht mehr, und maximal acht Tage lang. Wer es einfacher haben möchte, kann auch auf fertige Mischungen oder Fertigpräparate zurückgreifen. Nach

MINERALSALZE

Sofortmaßnahme: Neutralisieren

Nehmen Sie Basenpulver ein, z. B. Kaisernatron, über vier Stunden stündlich 1 TL auf ein Glas Wasser, danach dreimal täglich, bis die Beschwerden besser sind. Das verändert den pH-Wert des Urins, erschwert das Überleben der Keime und mildert zudem das Brennen.

BLASENKATARRH, BLASENENTZÜNDUNG

> ## INFO
> ### Mit Cranberrys vorbeugen
> Cranberrys, die amerikanischen Verwandten der heimischen Preiselbeere, enthalten sogenannte Proanthocyanidine. Das sind bioaktive sekundäre Pflanzenstoffe, die verhindern, dass sich E. coli-Bakterien an die Zellwände von Blase und Niere anheften oder einnisten können. Die Keime werden mit dem Urin wieder aus der Blase gespült, noch ehe sie Schaden anrichten und sich vermehren können. Studien haben gezeigt, dass bei regelmäßiger Einnahme das Risiko einer Blaseninfektion um mehr als die Hälfte reduziert werden kann – und damit auch der Verbrauch von Antibiotika.

Abklingen der akuten Beschwerden ist es sinnvoll, dass Sie noch einige Zeit mit einem pflanzlichen Tee nachbehandeln, um wiederkehrenden Infekten vorzubeugen.

Entlastungstag. Legen Sie einen basischen Entlastungstag ein, mit klassischer Gemüsebrühe, Sellerie, ohne scharfe Gewürze, mit frischen Kräutern wie Petersilie und Meerrettich. Zucker meiden. Das führt erfahrungsgemäß zu einer deutlichen Besserung der Beschwerden.

Äußerliche Basen-Anwendung

Feucht-heiße Unterbauchkompressen: Feuchte Wärme dringt tiefer ins Gewebe als trockene Wärme. Feucht-heiße Kompressen helfen bei schmerzhaften Krämpfen und fördern die Durchblutung im Urogenitalbereich. Die Wirkung wird noch gesteigert, wenn Sie statt Wasser Schafgarbentee wegen der krampflösenden Wirkung verwenden. Zusätzlich können Sie noch eine warme Wärmflasche zwischen die Beine legen.

Ein ansteigendes Fußbad hilft bei den ersten Anzeichen einer beginnenden Blasenentzündung, da es die Beckendurchblutung erhöht.

2. Umstellung auf Basenernährung

Wenn Sie zu Blaseninfekten neigen, sollten Sie regelmäßig viel Meerrettich (z.B. zum Salat und zur Brotzeit) sowie Brunnenkresse essen. Beide besitzen eine leicht antibiotische Wirkung.

Basischer Tee mit Zimt zur Nachbehandlung und Vorbeugung: 25 g Birkenblätter, 25 g Ackerschachtelhalm, 25 g Schafgarbe und 25 g Frauenmantelkraut mischen. Ein Teelöffel mit einer heißen Tasse Wasser übergießen, zehn Minuten zugedeckt ziehen lassen und abseihen. Geben Sie dem fertigen Tee nach Geschmack eine kleine Prise bis zu ¼ Teelöffel Zimtpulver (wirkt desinfizierend und stärkend) dazu. Trinken Sie dreimal täglich eine Tasse über drei bis vier Wochen.

Gezielte Basenernährung bei Beschwerden

Gezielte Basenernährung bei Neigung zu Harnwegsinfekten

- Basenfavoriten sind Kartoffeln und Gemüse. Petersilie, Sellerie und Spargel wirken natürlich harntreibend. Schwarzes Obst und Gemüse wie schwarze Johannisbeeren oder Schwarzrettich stärken Blase und Nieren. Meerrettich, frisch gerieben, wirkt antibakteriell und immunstärkend, Brunnenkresse hat antibiotische Wirkung.
- Basischen Preiselbeersaft oder Cranberrysaft trinken. Bei chronisch-wiederkehrenden Infektionen hat sich die gelegentliche, erhöhte Zufuhr von frischem Zitronensaft für einige Tage als günstig erwiesen.
- Nach der Gabe von Antibiotika auf den Aufbau der Darmflora achten.

Achtung!
Vorsicht mit diesen Lebensmitteln: Kaffee, schwarzer Tee, Getränke mit Kohlensäure, Zucker, scharfe Gewürze. Auf Alkohol (v.a. Rotwein) während des Infektes komplett verzichten, da er die Schleimhäute reizt. Fleisch und Wurst wegen der Ansäuerung des Urins meiden.

So könnte ein Basis-Tag aussehen
- Morgens: Kräutertee, Buchweizenfrühstück mit Cranberrys, Beeren und Zimt
- Snack: basische Brühe mit Kresse
- Mittags: Rettichsalat mit Radieschen (siehe S. 119), Spargel mit jungen Kartoffeln (siehe S. 127)
- Snack: Sojamilch mit frischen Früchten, Cranberrys und Vanille (siehe S. 115)
- Abends: Basensuppe mit Sellerie und frischer Petersilie

Tipp
Füße schön warm halten und Unterkühlung vermeiden, denn kalte Füße führen reflektorisch zu einer Minderdurchblutung des Unterleibs.

Prämenstruelles Syndrom (PMS) und Menstruationsbeschwerden

» Der Mineral- und Vitaminhaushalt wie auch der Säure-Basen-Haushalt sind vor und während der Regel oft in Dysbalance. Häufig besteht ein Mangel an basischem Magnesium. Bei jeder dritten Frau treten vor allem in der zweiten Hälfte des Regelzyklus – insbesondere einige Tage vor der Blutung oder um den Zeitpunkt des Eisprungs herum – verschiedene Beschwerden auf, wie nervöse Reizbarkeit, depressive Stimmung, Gewichtszunahme, Wassereinlagerungen oder Schwellungen.

Das Prämenstruelle Syndrom (PMS) ist ein Sammelbegriff für mehr als 100 körperliche und seelische Veränderungen, die einzeln oder in Kombination auftreten. Nach dem Einsetzen der Regelblutung oder spätestens am 2. Tag der Regel verschwinden die Beschwerden wieder. Als Ursache wird neben einem hormonellen Ungleichgewicht auch eine Störung im Serotoninstoffwechsel (Botenstoff im Gehirn) diskutiert.

Tipp
Wenn Sie unter Stimmungsschwankungen oder Gereiztheit leiden, sollten Sie tagsüber viel draußen sein und Sonnenlicht tanken. Frauen, die viel Bewegung haben und körperlich aktiv sind, haben seltener PMS-Beschwerden.

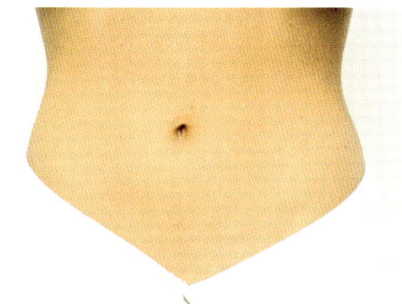

1. Basen-Soforthilfe

- Bei akuten Beschwerden: Leichte, kochsalzarme Basenernährung, die entwässernd wirkt.
- Bei PMS keine säuernden, tierischen Fette (vor allem rotes Fleisch und Wurst), weil sie die Bildung von Entzündungsstoffen im Körper fördern. Wenn tierische Fette reduziert werden, treten weniger Schwellungen auf und die Brust ist weniger empfindlich.
- Der Körper braucht jetzt besonders viel basisches Magnesium und Kalzium: Magnesium hat einen entspannenden Effekt auf Nervensystem und Muskulatur und lindert Krämpfe. Kalzium reduziert Wasseransammlungen und gleicht emotionale Schwankungen aus.
- Ein oder zwei basische Entlastungstage mit Basensuppen sind ideal als Umstimmung.

Teekur. Ein mild ausgleichender Tee bei PMS ist eine Mischung aus Schafgarbenkraut, Frauenmantelkraut, Engelwurzel und Johanniskraut zu gleichen Teilen. Fügen Sie dem fertigen Tee noch eine kleine Prise Zimt hinzu; das Gewürz wird traditionell bei leichten Wassereinlagerungen eingesetzt. Zwei bis drei Tassen täglich, im Rahmen einer etwa sechswöchigen Kur, trinken.

Äußerliche Basen-Anwendung
Bei Brustspannen hilft das Einreiben mit Nachtkerzenöl (mehrfach ungesättigte Fettsäuren), das auch innerlich gegen PMS hilft.

2. Umstellung auf Basenernährung

Bei Frauen mit PMS wirkt sich eine basenreiche Ernährung sehr schnell positiv aus.

Unter dem Einfluss von Östrogen kommt es in den Tagen vor der Periode zu einer verstärkten Wasseransammlung im Körper, die sehr unangenehm sein kann. Sie lässt sich beeinflussen durch eine leichte, entwässernde und kochsalzarme Basenernährung.

Gezielte Basenernährung bei PMS und Menstruationsbeschwerden

- Besonders günstig ist ein regelmäßiger Basensuppentag vor der Menstruation.
- Basische Nervenvitamine: B$_6$ (Weizenkeime, Hefe, grünes Gemüse, Kartoffeln), aber auch Hülsenfrüchte und Fisch helfen gegen schlechte Laune, bessern Kopfschmerzen und mildern das Brustspannen.
- Ungesättigte Fettsäuren in Nachtkerzen- oder Borretschöl können bei PMS viel bewegen. Sie wirken leicht entwässernd, entzündungshemmend und lindern depressive Stimmungen. Es dauert einige Wochen, bis eine Wirkung spürbar wird. Zusätzlich täglich 1 bis 2 TL Leinöl.

Achtung!

Schränken Sie – zumindest in der zweiten Zyklushälfte – tierisches Fett (Fleisch, Wurst) ein. Daraus werden Substanzen gebildet, die Bestandteile von Entzündungsstoffen (Prostaglandinen) im Körper sind. Verzichten Sie in dieser Zeit auf blähende Speisen (Zwiebeln, frisches Hefegebäck und Brot), da sie die Beschwerden verstärken können.

Tipp

Frauen, die die »Pille« nehmen, haben einen höheren Basenbedarf, weil die Pille ein »Mineralstoffräuber« ist. Bei langjähriger Einnahme ist mit niedrigen Zink- und Magnesiumspiegeln zu rechnen.

So könnte ein Tag aussehen

- Morgens: Basen-Frühstück mit Weizenkeimen (siehe S. 112), Tee mit Zimt
- Snack: frisch gepresster Apfel-Möhren-Saft (siehe S. 139)
- Mittags: Pellkartoffeln mit Steckrübengemüse (siehe S. 130) oder grünem Gemüse, Leinöl
- Snack: Basenbrühe mit Kräutern und Sprossen (siehe S. 126)
- Abends: Fisch mit Gemüsepäckchen (siehe S. 137)

MINERALSALZE

Gegen Menstruationskrämpfe die »heiße 7«

Bei Krämpfen: Magnesium 2 × 300 mg einnehmen und/oder Schüßler Salz Nr. 7 Magnesium phosphoricum: gegen Menstruationskrämpfe die »heiße 7«. Dazu 10 Tabletten in heißem Wasser auflösen. Passt besonders gut, wenn Sie gleichzeitig auch noch starkes Verlangen nach Süßigkeiten und Schokolade haben.

Wechseljahrsbeschwerden

Frauen sind während ihrer fruchtbaren Jahre vor vielen Erkrankungen besser geschützt als Männer. Denn mit der Menstruationsblutung können jeden Monat überschüssige Säuren und Schadstoffe ausgeschieden werden. Fehlt dieses Ventil, muss der weibliche Organismus nun auf anderem Wege dafür sorgen, dass sich im Stoffwechsel nicht übermäßig Säuren anhäufen. Daher haben Frauen in den Wechseljahren einen erhöhten Bedarf an basischen Mineralstoffen und sollten sich möglichst basenüberschüssig ernähren.

1. Basen-Soforthilfe

Bei akuten Beschwerden die Zufuhr an Säuren konsequent einschränken, um den Stoffwechsel zu beruhigen.

Frauentee. Frauenmantel, Salbei, Johanniskraut, Hopfen und Melissenblätter zu gleichen Teilen mischen. 1 TL voll mit 125 ml kochendem Wasser übergießen, zugedeckt etwa zehn Minuten ziehen lassen. Zweimal täglich eine Tasse trinken. Wenn Sie sich geschwächt oder niedergeschlagen fühlen, fügen Sie dem fertigen Tee noch eine winzige Messerspitze echten Safran bei.

Entlastungstage. Mindestens zwei bis drei Basentage ohne Fleisch und Wurst einlegen oder besser noch eine Basenwoche, siehe S. 21.

Äußerliche Basen-Anwendung

Einmal pro Woche ein Entsäuerungsbad nehmen und alle drei Tage einen Leberwickel anlegen. Durch den Östrogenmangel werden die Schleimhäute trockener, auch die im Intimbereich. Sanfte Einreibungen mit Vitamin-E-Öl oder Nachtkerzenöl lindern die Beschwerden.

2. Umstellung auf Basenernährung

Frauen sollten in dieser Phase sehr auf ihre Ernährung achten. Gut ist eine ausgewogene, basenreiche Kost oder basische Trennkost mit reichlich Kalzium, Magnesium & Co.

MINERALSALZE

Schüßler-Salze Nr. 2 und 7

Schüßler-Salz Nr. 2 Calcium phosphoricum unterstützt die Zellerneuerung und wird zur Osteoporosevorbeugung eingesetzt. Auch bei nervöser Anspannung und übermäßigem Schwitzen ist eine Kur mit Calcium phosphoricum D6 (morgens und mittags je 2 Tabletten) und Magnesium phosphoricum D6 abends 3 Tabletten über vier Wochen sinnvoll.

> ### INFO
>
> #### Phytoöstrogene
>
> Sinnvoll sind zudem Phytoöstrogene von Pflanzen, die eine ähnliche, wenn auch viel schwächere, Wirkung haben wie die körpereigenen Hormone. Es gibt mehrere Gruppen von Phytoöstrogenen. Zu den bekanntesten Vertretern gehören Isoflavone und Lignane. Isoflavone sind in Sojaprodukten wie Sojabohnen und Tofu enthalten. Aber nicht nur asiatische Sojaprodukte haben eine positive Wirkung auf den Östrogenhaushalt, sondern auch beim einheimischen Leinsamen wurde aufgrund des hohen Anteils an Lignanen eine östrogenähnliche Wirkung festgestellt.

Gezielte Basenernährung in den Wechseljahren

- Auf fettarme Basenernährung umstellen – bei gleich bleibender Kalorienaufnahme würde es sonst aufgrund der Stoffwechselveränderungen zu einer Gewichtszunahme kommen.
- Hochwertiges Eiweiß verzehren, um Zell- und Gewebereparaturen im Körper zu unterstützen.
- Omega-3-Fettsäuren schützen vor Herzkrankheiten, daher jeden Tag Leinöl einnehmen.
- Vitamin E und Nachtkerzenöl haben einen positiven Einfluss auf Hitzewallungen, trockene Schleimhäute und Stimmungsschwankungen.
- Essen Sie täglich einen Becher probiotischen Naturjoghurt mit zwei Esslöffel Leinsamen (nicht geschrotet, sondern leicht aufgebrochen); das stabilisiert den Hormonhaushalt, liefert Kalzium und ist zusätzlich gut für den Darm.
- Sojaprodukte und Sojasprossen haben einen natürlichen Gehalt an Phytoöstrogenen und Isoflavonen.
- Verwenden Sie wärmende Gewürze wie Curry und Ingwer.
- Kalzium und Vitamin D für die Knochengesundheit als Osteoporoseschutz zuführen, z. B. kalziumreiches Mineralwasser oder Heilwasser trinken.
- Vitamin K zuführen, in dem man grünes, basisches Gemüse wie Spinat, Brokkoli und Grünkohl isst.
- Safran, wertvoll und basisch, unterstützt den Aufbau des Körpergewebes.
- Stärken Sie Leber und Darm mit Bitterstoffen.

Achtung!
Kein Tabak: Bei Raucherinnen setzt die letzte Monatsblutung im Durchschnitt ein bis zwei Jahre früher ein als bei Nichtraucherinnen.

So könnte ein Tag aussehen
- Morgens: Amarant-Soja-Frühstück (siehe S. 113)
- Snack: probiotischer Naturjoghurt mit 2 EL Leinsamen oder Leinöl, kalziumreiches Wasser
- Mittags: Salat, Gemüseragout mit Ingwer, Curry, Sprossen und Tofu (siehe S. 126)
- Snack: Banane
- Abends: Kartoffeln mit basischer Füllung (siehe S. 133)

Tipp
Viel Bewegung, draußen im Sonnenlicht, erleichtert die hormonelle Umstellung, baut Stresshormone und Säuren ab und stärkt die Knochen.

Neuen Untersuchungen zufolge können Frauen nach den Wechseljahren Eiweiß weniger gut in den Muskeln speichern als Männer im gleichen Alter.

Endometriose

» Extrem starke Menstruationsschmerzen, Unterleibsschmerzen, verlängerte, verstärkte Regelblutungen, unerfüllter Kinderwunsch – diese Beschwerden können eine Ursache haben: Endometriose. Bei der Endometriose (die genaue Ursache ist noch unbekannt) siedelt sich Gewebe, das der Gebärmutterschleimhaut (Endometrium) ähnlich ist, außerhalb der Gebärmutter im Bereich von Eierstöcken, Eileitern, auf dem Bauchfell oder der Gebärmutterwand an. Diese versprengten Herde reagieren ähnlich wie die natürliche Schleimhaut und bluten am Ende des Zyklus. Mögliche Folge: heftige Schmerzen, Verwachsungen oder Verklebungen.

Umstellung auf Basenernährung

Basische Ernährung wird unterstützend eingesetzt, um Beschwerden zu lindern und die Lebensqualität zu verbessern. Eine basenreiche Ernährung stärkt den Organismus allgemein.

Gezielte Basenernährung bei Endometriose

Nehmen Sie reichlich ungesättigte Fettsäuren zu sich, die beispielsweise in Fisch, Leinsamen, Nachtkerzen- und Leinöl enthalten sind, sie wirken antientzündlich. Kalzium und Magnesium wirken entspannend und krampflösend. Essen Sie regelmäßig Avocado. Wärmende Gewürze, die die Durchblutung anregen, sind Zimt, Ingwer und Kardamom.

Wenn Sie starke Blutungen haben, nehmen Sie reichlich eisen- und Vitamin-B-haltige Nahrungsmittel zu sich. Da nach neueren Erkenntnissen bei Endometriose die körpereigene Abwehr gestört ist, kommen auch immunstärkende Basenpflanzen wie Bockshornkleesamen oder Ingwer in Betracht.

Äußerliche Basen-Anwendung

Tägliche Einreibungen des Bauches mit basischem Rizinusöl und warme Umschläge (z. B. Heublumenpackungen, Auflagen mit warmem Rizinusöl und Wärmflasche) und Vollbäder mit ätherischen Ölen wie Geranie oder Rose wirken positiv auf die Beckendurchblutung.

Achtung!

Säuernde Eiweiße wie Fleisch, Wurst und Eier sparsam einsetzen, weil sie Entzündungsstoffe fördern. Meiden Sie blähende Speisen und benutzen Salz zurückhaltend, denn es fördert Wassereinlagerungen, beides kann das Druckgefühl im Bauchraum verstärken.

So könnte ein Tag aussehen
- Morgens: Müsli mit Obst und Ingwer
- Snack: Naturjoghurt mit 1 EL Leinöl
- Mittags: Ofenkartoffeln mit Tomatensauce und Salat (siehe S. 133)
- Snack: Gemüsebrühe nach F. X. Mayr (siehe S. 25)
- Abends: Basengemüse mit Kardamom und Bockshornkleesamen (siehe S. 125), Avocado

Myome

» Schätzungsweise ein Drittel aller Frauen über 30 haben diese gutartigen Geschwulste, Myome genannt, die sich aus der Muskelschicht und dem Bindegewebe der Gebärmutter entwickeln. Östrogene regen das Wachstum an. Die Gefahr der Entartung ist sehr gering. Ob Beschwerden auftreten, hängt von ihrer Lage ab. Mögliche Symptome: Verstärkte, verlängerte oder schmerzhaftere Blutungen, Druck auf Blase oder Mastdarm (Harndrang, Verstopfung).

Myome, die keine Beschwerden hervorrufen, müssen auch nicht behandelt werden, sollten aber in regelmäßigen Abständen untersucht werden.

1. Umstellung auf Basenernährung

Eine Basenernährung kann begleitend eingesetzt werden. Lösen muss man sich von der Vorstellung, Myome könnten durch eine naturheilkundliche oder ernährungsmedizinische Behandlung einfach verschwinden. Das kann in Einzelfällen mit einer individuellen Therapie gelingen, aber viel eher ist es das Ziel, das Wachstum zu stoppen und Beschwerden so zu beeinflussen, dass es Ihnen gut geht.

Aus naturheilkundlicher Sicht sind Myome häufig Ausdruck eines gestörten Gleichgewichts im Unterleib und sollen eine Art Giftdepot sein, in der der Körper unerwünschte Stoffe, die er anders nicht loswerden kann, deponiert.

Gezielte Basenernährung bei Myomen

Zur Umstellung sind mehrtägige basische Entlastungstage sinnvoll. Günstig ist eine basenbetonte Ernährung, am besten überwiegend lakto-vegetabil. Bevorzugen Sie Produkte aus biologischem Anbau, um sich möglichst giftarm zu ernähren. Mariendistel stärkt die Leber und hilft bei der Entgiftung. Zimt wärmt von innen.

Äußerliche Basen-Anwendung

Zur Belebung der Durchblutung im kleinen Becken sind Reibesitzbäder günstig. Für ein Reibesitzbad füllen Sie eine große Schüssel oder einen Bideteinsatz mit etwas Wasser (ca. 20 °C warm). Setzen Sie sich darüber und schöpfen Sie mit einem Waschhandschuh Wasser. Wischen Sie von der Schamgegend nach unten bis zum Steißbein. Einmal täglich, etwa sieben bis acht Minuten.

Das Reibesitzbad sollten Sie nicht anwenden in der Schwangerschaft, bei Hämorrhoiden oder Blasenentzündungen.

Tipp
Täglich den Unterbauch mit angewärmtem Rizinusöl im Uhrzeigersinn sanft massieren.

Achtung!
Schränken Sie insbesondere tierische Fette wie Fleisch und Wurst ein, weil sie Entzündungsstoffe produzieren. Wegen der Belastung für Leber und Stoffwechsel sollten Sie das Rauchen stoppen und Kaffee sowie Alkohol einschränken.

So könnte ein Tag aussehen
- Morgens: Basen-Frühstück mit Zimt (siehe S. 112)
- Snack: Rote-Bete-Buttermilch (siehe S. 139)
- Mittags: Brokkolisalat mit Birnen (siehe S. 116)
- Snack: Basenbrühe mit Gemüsestreifen (siehe S. 25)
- Abends: Mangoldeintopf (siehe S. 125), Tomaten-Gemüsesuppe (siehe S. 120) oder Pastinakengemüse mit Kartoffeln (siehe S. 130)

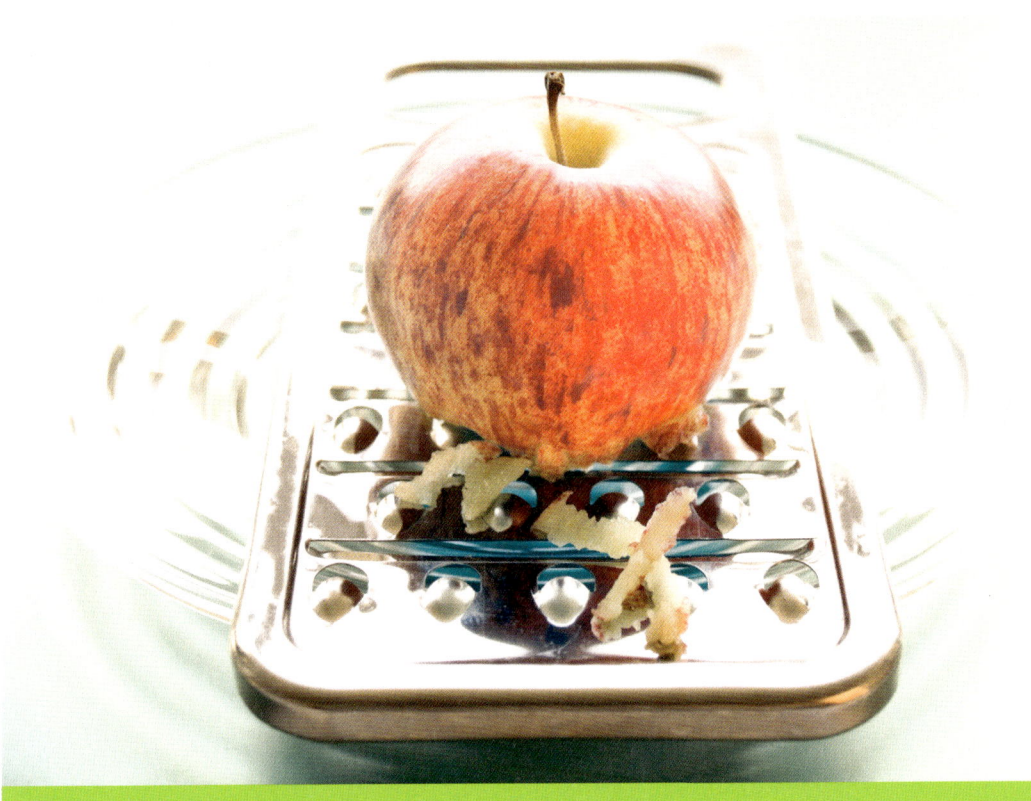

Rezepte aus der Basenküche

Basenernährung unterstützt viele Gesundungsprozesse im Körper. Sie ist für jeden geeignet und entlastet den Körper von Säureresten und Stoffwechselendprodukten.

Gesunde Basenernährung als Medizin

» An dieser Stelle möchte ich Ihnen eine kleine Auswahl an basischen Rezepten vorstellen. Mit einer basenüberschüssigen Ernährung legen wir Basenreserven an und wehren Säureattacken leichter ab. Überschüssige Säuren können so von den Basen direkt abgefangen werden und den Körper rasch wieder verlassen, ohne ihn zu belasten. Basische Ernährung vitalisiert, Sie fühlen sich rundherum wohl und vielerlei gesundheitliche Beschwerden verschwinden aufgrund des wieder erworbenen Gleichgewichts.

Bitte denken Sie daran, dass auch die gesündeste Nahrung uns nicht hilft, wenn sie nicht richtig verdaut und verwertet werden kann. Naturbelassene Nahrungsmittel wie viel Rohkost (Vorteil: enthalten viele Vitamine und sekundäre Pflanzenstoffe) oder grobe Vollkornprodukte werden nicht von allen gut vertragen. Prüfen Sie daher die individuelle Verträglichkeit. Sanft gegarte Speisen können verträglicher sein. Dünsten ist eine ideale Zubereitungsform, weil es die Mikronährstoffe schont.

TIPP
Berufstätige können basische Suppen oder Basenbrühe in der Thermoskanne mitnehmen.

Die Hitliste der Basenküche.

die Stars der Basenküche	die Feinde der Basenküche
- Kräuter, wie Petersilie, Basilikum & Co	- Innereien
- selbst gemachte Gemüsebrühe	- Fleischbrühe
- (Pell-)Kartoffeln, Bircher-Kartoffeln	- Speck
- marktfrisches Gemüse wie Wurzelgemüse, Möhren	- Schmalz
- grüne Gemüse und Salate, Spinat, Kohl, Zucchini, Feldsalat	- Limonaden
- frische Sprossen	- Light-Getränke
- an der Sonne gereifte Früchte	- Meeresfrüchte
	- unreifes Obst und Gemüse
	- Zucker, Weißmehlprodukte

Frühstück

Basen-Frühstück

Für 2 Personen, Zubereitung:
ca. 10 Minuten

▶ Zutaten:
1 kleine Banane · 1 kleine Birne · 2 frische oder getrocknete Feigen · 2 EL Orangensaft · 1 TL gehackte Mandeln · 1 EL Rosinen · 1 EL Weizenkeime

- Banane schälen, Obst waschen und putzen, alles in kleine Stückchen schneiden. Mandeln und Rosinen dazugeben, Orangensaft unterheben.
- Auf 2 Schälchen verteilen, Weizenkeime darüberstreuen.

Variationen

mit Apfel – mit Aprikosen – mit Datteln – mit 1 EL Sesam – mit Apfelsaft – mit frischen Beeren – mit Kokoschips – mit Zimt – mit Delifrut (Reformhaus).

Buchweizenfrühstück

Für 2 Personen, Zubereitung:
ca. 10 Minuten (+ Einweichzeit)

▶ Zutaten:
4 EL Buchweizen · 150 bis 200 g Früchte: z. B. 1 Scheibe Ananas und 1 Pfirsich · 6 EL Dickmilch · 1 EL Sesam

- Buchweizen über Nacht einweichen, morgens mit dem Einweichwasser kurz aufkochen. Etwas abkühlen lassen.
- Ananas und Pfirsich klein schneiden, mit der Dickmilch und dem Buchweizen mischen.
- Sesam darüberstreuen.

Variationen

reife Früchte nach Saison: Birnen, Beeren, Aprikosen, Trauben, Mango oder Orangen – mit Sojajoghurt – mit 1 TL Weizenkeime – mit 1 TL gehackte Mandeln – mit Kardamom – mit 1 Prise Bourbon-Vanille.

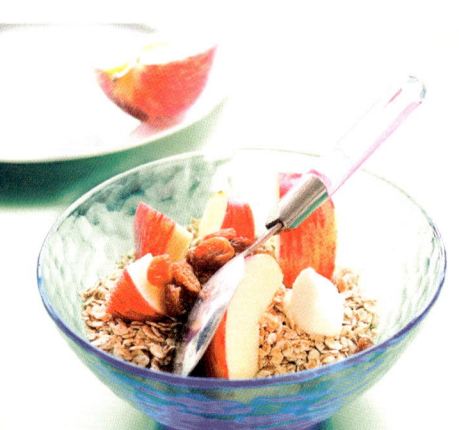

FRÜHSTÜCK

Amarant-Soja-Frühstück

Für 2 Personen, Zubereitung:
ca. 5 Minuten

▶ Zutaten:

6 EL gepuffter Amarant · 2 EL Kokosflocken · 1 TL Zimt · 1 Banane · 1 TL Zitronensaft · 400 ml Sojamilch

- Amarant mit Kokosflocken und Zimt in eine Schüssel geben.
- Banane schälen und zerdrücken. Mit Zitronensaft und der Sojamilch in die Schüssel geben und alles vorsichtig vermischen.

Variationen

mit 2 TL Sanddornsaft – mit 1 EL getrockneten Cranberrys – mit 1 EL Sesam oder 1 EL Weizenkeimen – mit 1 Msp. Muskat – probiotischer Joghurt anstelle von Sojamilch – mit abgeriebener Zitronenschale – mit Granatapfel

Pikanter basischer Brotaufstrich

Für etwa 6 Brotaufstriche, Zubereitung:
ca. 15 Minuten

▶ Zutaten:

1 kleine Tomate · ½ rote Paprikaschote · 1 kleine Karotte · 1 Schalotte · 1 Knoblauchzehe · 1 TL Olivenöl · 1 EL Mandeln, gerieben · 1 Msp. Galgant · Meersalz · Pfeffer · Curry · 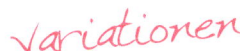Sojasauce · frische Kräuter wie Kresse oder Schnittlauch

- Tomate und Paprika waschen und putzen, Karotte schälen, Schalotte und Knoblauch abziehen. Alles klein schneiden und in dem Öl weich dünsten. Abkühlen lassen. Kräuter abbrausen.
- Mandeln, Salz und Kräuter dazugeben und abschmecken.
- Anschließend pürieren und die Portionen jeweils mit Kresse bestreuen.

Der Aufstrich ist im Kühlschrank gut zwei Tage haltbar.

Variationen

mit frischen Sprossen bestreuen – mit 1 bis 2 gekochten kleinen Pellkartoffeln: Kartoffeln pellen, zerdrücken und noch warm mit dem Olivenöl verrühren.

113

FRÜHSTÜCK

Tofu-Aufstrich

Für etwa 5 Brotaufstriche, Zubereitung: ca. 10 Minuten

▶ Zutaten:

100 g Biotofu · 2 EL Biojoghurt · 1 EL Zitronensaft · Meersalz · Pfeffer aus der Mühle · Paprika · Sojasauce · 1 Schalotte · ¼ rote Paprikaschote · 1 kleine Gewürzgurke · ½ Apfel · Schnittlauch

- Tofu mit einer Gabel zerdrücken und mit Joghurt, Zitronensaft und Gewürzen verrühren. Mit einem Spritzer Sojasauce verfeinern.
- Schalotte abziehen und fein hacken. Paprika, Gurke und Apfel in sehr feine Würfel schneiden und unter den Tofu heben. Mit Schnittlauch bestreuen

Variationen

mit Limettensaft oder Apfelessig anstelle von Zitronensaft – mit Petersilie oder Kresse anstelle des Schnittlauchs – zusätzlich Sprossen darüber streuen – mit fein gehackten Frühlingszwiebeln.

Selbst gemachte Himbeermarmelade

▶ Zutaten:

200 g frische Himbeeren (ersatzweise TK) · ca. 30–35 g feines Reismehl (selbst gemahlen aus Vollkornreis oder Reformhaus) · 2 EL Agavendicksaft · 1 Spritzer Zitronensaft · 1 Msp. Bourbon-Vanille

- Himbeeren pürieren, in ein Sieb geben und Saft auffangen.
- Den Saft mit der Hälfte der pürierten Früchte in einen Topf geben und erhitzen. Reismehl langsam in die kochende Mischung geben und mit dem Schneebesen unterrühren, auflösen und ca. 10 Minuten quellen lassen.
- Die restlichen Früchte dazugeben und mit Agavendicksaft, Zitronensaft und Bourbon-Vanille den Geschmack verfeinern.

Variationen

Honig statt Agavendicksaft. Natürlich eignen sich auch andere Früchte wie Erdbeeren, Waldbeeren oder Heidelbeeren – frisch oder tiefgefroren – für dieses Rezept.

FRÜHSTÜCK

Basischer Molkedrink

Für 2 Gläser, Zubereitung: ca. 5 Minuten

▶ Zutaten:
500 g gekühlte Molke · 1 Banane · 1 Spritzer Zitronensaft · 1 Msp. Bourbon-Vanille

- Die Molke in ein hohes Rührgefäß geben. Banane dazugeben und mit dem Pürierstab kurz mixen.
- Mit Zitronensaft und Bourbon-Vanille abschmecken.

Variationen

mit 2 EL Sanddornsaft anstelle der Banane – statt Molke Buttermilch oder Kefir verwenden.

Sojamilch mit frischen Früchten

Für 2 Gläser, Zubereitung: ca. 5 Minuten

▶ Zutaten:
200 ml Sojamilch · 100 ml Johannisbeersaft · magnesiumreiches Mineralwasser · 1 Msp. Bourbon-Vanille

- Sojamilch mit dem Johannisbeersaft im Mixer vermischen und aufschäumen.
- Auf zwei Gläser verteilen, nach Belieben mit Bourbon-Vanille verfeinern und mit Mineralwasser auffüllen.

Variationen

mit 100 ml Kirschsaft – pürierten Himbeeren – Ananas – Mango – Orangen – Cranberrys.

Salate

Chicorée-Salat

Für 2 Personen, Zubereitung:
ca. 10 Minuten

▶ Zutaten:

1 Chicorée · 1 reife Birne · ½ rosa Grapefruit · 1 EL Sonnenblumenöl · 1 EL Orangensaft · 1 TL Apfelessig · Salz · weißer Pfeffer · Petersilie

- Chicorée putzen und klein schneiden, Birne waschen, zerteilen, vom Kerngehäuse befreien und mit Schale in kleine Stücke schneiden, Grapefruit schälen, eine Hälfte in Spalten teilen und diese dann klein schneiden.
- Aus Öl, Orangensaft, Apfelessig, Salz und Pfeffer ein Dressing rühren und unter den Salat heben.
- Petersilie abbrausen, trocken schütteln, fein hacken und über den Salat streuen.

Variationen

mit ½ Bund Rucola – mit Radieschen, Karotten, Gurken – mit Oliven- oder Rapsöl – mit 2 TL Sesamsamen (ohne Fett in der Pfanne geröstet) – mit Kresse – mit 1 TL Honig oder Birnendicksaft – mit Kapern.

Brokkoli-Salat mit Birnen in Joghurt-Dressing

Für 2 Personen, Zubereitung:
ca. 20 Minuten

▶ Zutaten:

300 g Brokkoli · 2 Schalotten · ½ Apfel · ½ feste Birne · 1 TL Zitronensaft · 2 EL Orangensaft · 50 g Sauerrahm · 20 g Joghurt · 1 EL Rapsöl · ½ TL Senf · 1 Msp. Honig · 1 Prise Zimt · Meersalz · weißer Pfeffer aus der Mühle · 1 EL Mandelstifte

- Brokkoli in Salzwasser waschen, putzen und in kleine Röschen teilen. In Salzwasser etwa 5–6 Minuten blanchieren. Danach kalt abschrecken.
- Schalotten abziehen und fein hacken.
- Apfel und Birne waschen und in feine Stifte schneiden oder raspeln. Zitronen- und Orangensaft dazugeben.
- Senf, Honig, Pfeffer, Salz und Zimt vermischen und mit Sauerrahm, Joghurt und Öl verrühren und abschmecken. Unter das Obst und den Brokkoli geben. Mindestens 15 Minuten ziehen lassen.
- Mandeln ohne Fett rösten und obendrauf streuen.

Variationen

mit getrockneten Datteln: 6 Datteln entkernen, in feine Streifen schneiden und über den Salat geben.

SALATE

Chinakohl mit Orangenfilets

Für 2 Portionen · Zubereitung: ca. 15 Minuten

▶ Zutaten:
½ Chinakohl · 1 Orange · 1 TL Rapsöl · 1 TL Sesamöl · 1 TL Zitronensaft · 1 Spur Honig · Kräutersalz · weißer Pfeffer aus der Mühle · 2 TL Sesam

- Kohl putzen, waschen und in Streifen schneiden.
- Orange schälen, filetieren, dabei den Saft auffangen.
- Aus Öl, Saft, Honig und Gewürzen ein Dressing rühren und vorsichtig unter den Salat heben.
- Sesam ohne Fett anrösten und über den Salat streuen.

Variationen

mit Radicchio anstelle von Chinakohl – mit Pak Choi (aus dem Asia-Laden) anstelle von Chinakohl – mit Ananas oder Mandarinen anstelle der Orange – Dressing mit Biojoghurt oder Sauerrahm anstelle von Öl – mit Schnittlauchröllchen

Leichter Kartoffelsalat

Für 2 Portionen · Zubereitung: ca. 35 Minuten

▶ Zutaten:
500 g Kartoffeln · 2 Schalotten · 3 Gewürzgürkchen · ½ Bio-Gurke · 1 Handvoll Radieschen · 1 Bund Rucola · 2 EL Rapsöl · 1 EL Apfelessig · 3 EL Gemüsebrühe · 1 TL Senf · 1 Bund Schnittlauch · Meersalz und Pfeffer

- Kartoffeln waschen und mit Salzwasser in der Schale gar kochen. Abkühlen lassen, pellen und in Scheiben schneiden.
- Schalotten abziehen und fein hacken.
- Gewürzgurken fein würfeln.
- Gurke waschen und in Stifte schneiden.
- Radieschen putzen, waschen und in feine Scheibchen schneiden.
- Rucola putzen, waschen, trockenschütteln und in klein schneiden.
- Aus Öl, Essig, Gemüsebrühe, Senf, Salz und Pfeffer ein Dressing rühren. Mit Gemüse und Schnittlauch vorsichtig unter die Kartoffeln heben.
- Gut durchziehen lassen.

Variationen

mit 1 EL Gurkenwasser – mit 1 mildem Apfel – mit Meerrettich

SALATE

Salat von frischen Sprossen mit Radieschen-Vinaigrette

Für 2 Personen, Zubereitung: ca. 15 Minuten

▶ Zutaten:
- ½ Friséesalat
- 100 g Sojasprossen
- 1 rote Zwiebel
- 1 kleine rote Paprika
- 2 Stangen Staudensellerie
- ½ Bund Petersilie
- 8 Radieschen
- 1 EL Rapsöl
- 1 TL Zitronensaft
- 1 TL Sojasauce
- 1 Msp Honig
- Meersalz, Pfeffer aus der Mühle
- 1 EL Sesam

- Salat putzen, waschen, trockenschleudern und in mundgerechte Stücke zupfen.
- Sprossen kurz in kochendem Wasser blanchieren, kalt abbrausen und verlesen.
- Zwiebel abziehen und in feine Ringe schneiden, Paprika und Staudensellerie putzen und in kleine Stücke schneiden.
- Petersilie abbrausen und fein hacken. Radieschen waschen, putzen und in feine Stifte schneiden.
- Aus Öl, Zitronensaft, Sojasauce, Honig und Gewürzen ein Dressing rühren und Radieschen unterheben.
- Dressing über den Salat geben. Petersilie und Sesam darüber streuen.

Variationen

mit 1 EL getrocknete oder frische Cranberrys – statt Sojasprossen mit Sprossen von Alfalfa oder Adzukibohnen zubereiten – Limettensaft anstelle von Zitronensaft – zusätzliche Kräuter wie Zitronenmelisse verwenden – mit Frühlingszwiebeln – mit grünen Oliven

SALATE

Rettichsalat mit Radieschen
Für 2 Portionen, Zubereitung: ca. 30 Minuten

- Rettich schälen und in sehr dünne Scheiben schneiden, mit dem Salz bestreuen und einmal gut durchmischen. Das sich dabei bildende Wasser nach etwa 15 Minuten abgießen, dabei den Rettich leicht pressen. Dadurch verliert der Rettich wieder den größten Teil des Salzes.
- Den Rettich mit dem Öl und dem Zitronensaft beträufeln und mit Pfeffer würzen.
- Radieschen waschen, in feine Scheiben schneiden, Schnittlauch waschen, grob hacken und beide Zutaten zum Rettich geben.
- Alles einmal gut umrühren und eine halbe Stunde ziehen lassen.

▶ Zutaten:
1 Rettich
1 TL Salz
1 EL Olivenöl, kaltgepresst
1 EL Zitronensaft
weißer Pfeffer, frisch aus der Mühle
½ Bund Radieschen
1 Bund Schnittlauch

Variationen

mit einer Scheibe Sauerteigbrot – mit schwarzem Rettich – mit Kresse oder Petersilie anstelle von Schnittlauch

INFO

Rettich – der Universalentschlacker

Der Rettich gehört zu den ältesten Kulturpflanzen der Erde und ist ganzjährig erhältlich. Es gibt eine Vielzahl von Retticharten in verschiedensten Formen und Farben. Rettich ist reich an Provitamin A, Eisen, Kalium, Kalzium und Phosphor sowie Vitamin B und C. Seine ätherischen Öle fördern nicht nur den Gallefluss, sondern sie verhindern auch die Bildung von Gallensteinen und unterstützen die Leber bei ihrer Entgiftungsfunktion. Wenn man den Rettich mit etwas Salz durchziehen lässt, verliert er seine Schärfe. Er ist reich an Vitamin C und B und vielen Mineralstoffen. Und hat nur 25 kcal pro 200 g!

Suppen

Klassische Basenbrühe aus Wurzelgemüse

Für mehrere Portionen · Zubereitung: ca. 35 Minuten

▶ Zutaten:

800 g Wurzelgemüse wie Kartoffeln · Karotten · Lauch · Petersilienwurzel · Sellerie und Kohlrabi · frische Kräuter wie Thymian oder Petersilie · Lorbeerblatt · Kräutersalz · Muskatnuss · Öl

- Das Wurzelgemüse mit einer Bürste unter fließendem Wasser reinigen, evtl. schälen und sehr klein schneiden.
- Mit 2 Liter kaltem Wasser in einem Topf ansetzen, Gemüse sowie Kräuter zugeben und etwa 25 Minuten mehr ziehen als kochen lassen.
- Anschließend die Feststoffe abfiltern, die Brühe mit Kräutern, frisch geriebener Muskatnuss nachwürzen und mit einigen Tropfen Öl verfeinern.

Variationen

mit Liebstöckel, Kerbel – zu jeder Portion einige Tropfen Leinöl geben – frische Sprossen dazugeben – kleine gekochte Pellkartoffel pürieren und dazugeben – 1 Handvoll sehr feine Gemüsestreifen (mit Sparschäler) in der Brühe einige Minuten mitziehen lassen.

Tipp: Die Basenbrühe ist ideal als kleine Mahlzeit für zwischendurch oder als Basis für andere Suppen. Den Rest können Sie im Kühlschrank für den nächsten Tag aufbewahren.

Tomaten-Gemüsesuppe

Für 2 Personen, Zubereitung: ca. 30 Minuten

▶ Zutaten:

1 Zwiebel · 1 kleine Zucchini · 2 kleine Karotten · 1 kleine Aubergine · 2 Tomaten · eine gelbe und eine rote Paprikaschote · 1 EL Olivenöl · 500 ml Gemüsebrühe · 500 g passierte Bio-Tomaten · Meersalz · Oregano · Pfeffer aus der Mühle

- Gemüse putzen, waschen, Karotten schälen und in feine Würfel schneiden. Öl erhitzen, zuerst Zwiebel dünsten, dann das Gemüse dazugeben.
- 500 ml Gemüsebrühe, passierte Tomaten, Oregano dazugeben und etwa 20 Minuten im geschlossenen Topf leise köcheln lassen.
- Mit Meersalz und Pfeffer abschmecken.

Variationen

mit Fenchel – mit Sellerie – mit jungen Erbsen – mit Lauch – mit Spitzkohl – mit Salbei anstelle von Oregano.

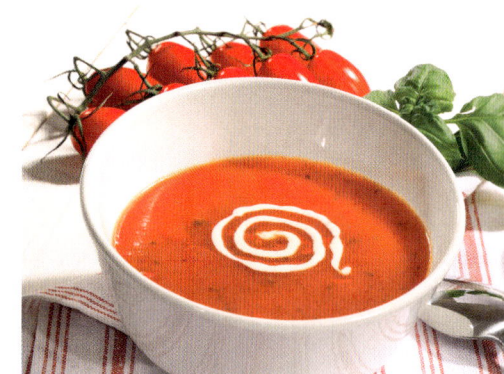

Express-Kartoffelsuppe

Für 2 Portionen, Zubereitung:
ca. 20 Minuten

▶ Zutaten:

4 mittelgroße Kartoffeln · 400 ml Gemüsebrühe · 1 Handvoll frisches Suppengemüse (ersatzweise gefroren) · 400 ml Gemüsebrühe · 1 Lorbeerblatt · 1 EL Sahne · Meersalz · Pfeffer aus der Mühle · 2 EL Petersilie oder Majoran

- Kartoffeln schälen, klein schneiden und in die Gemüsebrühe geben.
- Suppengemüse waschen und klein schneiden (oder TK-Suppengemüse) mit dem Lorbeerblatt in die Brühe geben und etwa 15 Minuten köcheln lassen.
- Lorbeerblatt entfernen, Suppe mit einem Pürierstab pürieren und die Sahne dazugeben.
- Die Suppe mit Salz und Pfeffer abschmecken. Petersilie bzw. Majoran waschen, hacken und auf die Suppe streuen.

Variationen

ohne Sahne – mit 150 frischen Champignons: 1 Knoblauchzehe abziehen und sehr fein hacken, Champignons putzen und in feine Scheibchen schneiden. Mit 2 TL Olivenöl in einer Pfanne knusprig braten, salzen und pfeffern. Über die Suppe geben.

Orangen-Karotten-Suppe

Für 2 Personen, Zubereitung:
ca. 30 Minuten

▶ Zutaten:

2 Karotten · 1 kleine Zwiebel · 1 EL Sonnenblumenöl · etwa 300 ml Gemüsebrühe · 2 unbehandelte Orangen (Saft und Schale) · 1 Prise Salz · weißer Pfeffer · Thymian · 1 TL saure Sahne · frische Muskatnuss

- Karotten schälen und in Scheiben schneiden. Zwiebeln schälen, grob hacken mit der Karotte im Öl glasig dünsten.
- Saft und Brühe dazugeben, aufkochen, mit Thymian und Gewürzen abschmecken und 10–15 Minuten bei schwacher Hitze garen.
- Im Mixer pürieren. Mit saurer Sahne, Muskatnuss und abgeriebener Orangenschale verzieren.

Variationen

mit Ingwer – mit Galgant – mit Kürbis – mit Sonnenblumenkernen bestreuen: Kerne ohne Fett in der Pfanne kurz anrösten, bis sie duften und über die Suppe streuen – mit Schnittlauchröllchen bestreuen.

Topinambursuppe

Für 2 Personen · Zubereitung:
ca. 25 Minuten

▶ Zutaten:

250 g Topinambur · 1 Stück Lauch (ca. 150 g) · 1 Schalotte · ½ kleine rote Chilischote · 1 EL Olivenöl · 1 EL Weißwein · 1 EL Sojasauce · Meersalz · Pfeffer aus der Mühle · ¼ Bund glatte Petersilie

- Topinambur schälen und in feine Würfel schneiden.
- Lauch waschen und in feine Ringe schneiden.
- Schalotte abziehen und fein hacken.
- Chilischote aufschlitzen, Kerne entfernen und die Schote in sehr feine Ringe schneiden.
- Öl in einem Topf erhitzen, Gemüse dazugeben und andünsten. Mit Weißwein ablöschen. Mit Wasser auffüllen und in etwa 15 Minuten gar köcheln.
- Mit Sojasauce, wenig Salz und Pfeffer abschmecken. Frisch gehackte Petersilie darüber streuen.

Variationen

mit Frühlingszwiebeln – Miso statt Sojasauce – frische Minze statt Petersilie – mit Safran – statt Chilischote mit etwas mildem Senf würzen.

Asiatische Kohlsuppe

Für 2 Personen, Zubereitung:
ca. 30 Minuten

▶ Zutaten:

¼ Weißkohl (ca. 350 g) · 1 Zwiebel · 2 Frühlingszwiebeln · 1 Pastinake · 1 Karotte · Gemüsebrühe (frisch oder instant) · 2 EL Sonnenblumenöl · Meersalz · Cayennepfeffer · Curry · helle Sojasauce · 1 Handvoll Sojasprossen · 1 Schälchen Kresse

- Äußere Kohlblätter entfernen, Kohl waschen und putzen. Zwiebel abziehen. Frühlingszwiebeln, Pastinake und Karotte waschen und putzen. Alles fein schneiden.
- Zwiebeln in Öl andünsten. Mit Curry würzen.
- Gemüse dazugeben, mit Gemüsebrühe auffüllen und etwa 15 bis 20 Minuten köcheln lassen. Mit Gewürzen nach Geschmack scharf abschmecken.
- Kresse und Sprossen abbrausen, Sprossen kurz blanchieren, abtropfen lassen und über die Suppe geben.

Variationen

mit 1 Tropfen Chiliöl (aus dem Asialaden, Achtung sehr scharf!) – mit ½ kleine rote Chilischote – mit Tabasco – mit Lorbeerblatt – mit Sellerie – mit Knoblauch – mit gehackter glatter Petersilie – statt Curry mit Kurkuma – mit Spitzkohl – mit Kreuzkümmel (Cumin) – 1 EL Miso anstelle der Sojasauce

Suppe mit Süßkartoffeln
Für 2 Personen, Zubereitung: ca. 30 Minuten

▶ Zutaten:

2 Süßkartoffeln · 2 Möhren · 2 Frühlingszwiebeln · 1 EL Olivenöl · ca. 600 ml Gemüsebrühe · Salz · weißer Pfeffer · Chili · 4–5 EL Kokoscreme

- Süßkartoffeln und Möhren schälen. Beides fein würfeln.
- Frühlingszwiebeln putzen, waschen und in feine Ringe schneiden.
- Öl erhitzen, die Hälfte der Frühlingszwiebeln andünsten, den Rest beiseite stellen.
- Möhren und Kartoffeln zu den Zwiebeln geben und ca. 5 Minuten mitdünsten. Heiße Brühe angießen und Gemüse bei geringer Hitze etwa 10 Minuten gar dünsten. Würzen. 4 EL Gemüsewürfel herausnehmen und warm stellen.
- Kokoscreme zum Gemüse geben. Fein pürieren, nochmals erwärmen und mit Chili, Salz und Pfeffer abschmecken. Bei Bedarf noch Brühe dazugeben. Mit Gemüsewürfeln und Frühlingszwiebeln anrichten.

Variationen

mit Tomatenstückchen – Süßkartoffeln gekocht oder aus dem Ofen: gründlich waschen, 15 bis 20 Minuten in der Schale garen, nach dem Kochen schälen. Aus dem Ofen: Kartoffeln schälen, mehrmals mit einer Gabel einstechen, mit Olivenöl bestreichen, in Alufolie wickeln und im Ofen etwa 35 Minuten backen.

Rote-Bete-Suppe
Für 2 Personen, Zubereitung: ca. 20 Minuten (+ ca. 1 Stunde Kochzeit Rote Bete)

▶ Zutaten:

2 Knollen Rote Bete (Bio, ersatzweise vorgegart und vakuumverpackt) · 500 ml Gemüsebrühe (ersatzweise Instant) · 2 Kartoffeln · 1 Zwiebel · 1 Knoblauchzehe · 1 EL Sonnenblumenöl · Meersalz · Pfeffer aus der Mühle

- Rote Bete waschen, bürsten und in Salzwasser gar kochen. Kochwasser abgießen, Knollen schälen (mit Küchenpapier als Schutz für die Hände) und in Würfel schneiden.
- Gemüsebrühe erhitzen, Rote Bete darin mit Stabmixer pürieren.
- 2 Kartoffeln schälen, waschen und in sehr kleine Würfel schneiden. Zwiebel und Knoblauch abziehen und sehr fein schneiden. Zusammen mit den Kartoffeln in dem erhitzten Öl andünsten. Dann mit der Rote-Bete-Suppe weitere 10 Minuten köcheln. Mit Salz und Pfeffer abschmecken.

Variationen

mit gehacktem Rosmarin – mit einer Spur Meerrettich – mit Leinsamen – Rote-Bete als Salat mit Lauch (Lauch etwa 1 Minute blanchieren) – auf jeden Teller 1 EL Saure Sahne geben.

Tipp: Rote Bete enthält reichlich Eisen und Kalium. Bioflavonoide unterstützen die Durchblutung und Blutreinigung.

SUPPEN

Blumenkohlsuppe mit Esskastanien
Für 2 Personen, Zubereitung: ca. 30 Minuten

▶ Zutaten:
½ Blumenkohl · 2 kleine Schalotten · 1 Knoblauchzehe · 1 Stück Ingwer (ca. 1 cm) · 200 g Maronen vorgekocht (vakuumverpackt) · 2 EL Olivenöl · 1000 ml Gemüsebrühe · 1 TL Balsamico · Kräutersalz und weißer Pfeffer aus der Mühle · 1 Bund Petersilie

- Blumenkohl putzen, waschen und in sehr kleine Röschen zerteilen. Schalotten und Knoblauch abziehen und fein hacken. Ingwer schälen und fein hacken.
- Öl erhitzen, Blumenkohl, Maronen, Zwiebeln, Knoblauch und Ingwer andünsten. Brühe dazugießen und etwa 15 Minuten köcheln lassen, bis der Blumenkohl gar ist.
- Suppe mit dem Stabmixer pürieren, mit Gewürzen und Balsamico abschmecken.
- Petersilie waschen, trockenschleudern, hacken und über die Suppe streuen.

Variationen
mit gerösteten Walnüssen oder Mandeln – mit etwas Meerrettich.

Basische Miso-Suppe
Für 2 Personen, Zubereitung: ca. 20 Minuten

▶ Zutaten:
2 EL helle Misopaste · 2 EL Gemüsebrühe · 6 Champignons · 1 kleine Möhre · 2 Frühlingszwiebeln · 100 g Tofu · etwa 500 ml Wasser · helle Sojasauce · 1 TL Sesamöl · ½ Bund Schnittlauch

- Misopaste mit der Gemüsebrühe cremig rühren.
- Champignons putzen und in feine Scheiben schneiden, Karotte schälen und in sehr feine Stifte schneiden.
- Frühlingszwiebeln putzen, waschen und in feine Ringe schneiden. Tofu in Würfelchen schneiden.
- Wasser erhitzen, Tofu und Gemüse darin etwa 5 Minuten leise köcheln lassen, bis der Tofu an die Oberfläche steigt. Frühlingszwiebeln dazugeben.
- Topf vom Herd nehmen und Misopaste einrühren und mit heller Sojasauce abschmecken.
- In Teller füllen, mit ein paar Tropfen Sesamöl verfeinern und mit fein gehacktem Schnittlauch bestreuen.

Variationen
mit Wakame (Meeresalge): etwa 5 g Wakame 10 Minuten in kaltem Wasser einweichen, dann klein schneiden und mit dem Einweichwasser gemeinsam mit den Frühlingszwiebeln zu der Misosuppe geben – mit einem Stück Knollensellerie – mit Shiitake-Pilzen.

Gemüse und Hauptgerichte

Schnelles Basengemüse

Für 2 Personen · Zubereitung:
ca. 20 Minuten

▶ Zutaten:

2 Möhren, 1 kleiner Kohlrabi, 1 Handvoll Zuckerschoten, 2 TL Rapsöl, Gemüsebrühe, 1–2 TL Sesam, 2 EL frische Petersilie, Paprika, Kräutersalz, weißer Pfeffer aus der Mühle

- Gemüse putzen, waschen und klein schneiden.
- Öl in einer Pfanne erhitzen, Gemüse andünsten, mit Brühe auffüllen und etwa 6–7 Minuten dünsten.
- Mit Gewürzen abschmecken, Sesam daruntermischen, Petersilie darüberstreuen.

Variationen

2 EL Sonnenblumenkerne ohne Fett in der Pfanne anrösten, mit einem Spritzer Sojasauce (oder Tamari) ablöschen und über das Gemüse geben. – Mit ¼ TL Bockshornkleesamen (Reformhaus) – mit in Kümmelwasser gegarten Pellkartoffeln

Mangoldeintopf

Für 2 Personen, Zubereitung:
ca. 30 Minuten

▶ Zutaten:

½ Mangold · 1 Stange Staudensellerie · 2 sonnengereifte Tomaten · 2 Schalotten · 1 Knoblauchzehe · 2 EL Olivenöl, kalt gepresst · 1 EL Tomatenmark · 2 TL Majoran, getrocknet · Gemüsebrühe · 1 TL Reismehl (ersatzweise Speisestärke) · Meersalz · Pfeffer aus der Mühle

- Mangold putzen, grobe Stiele entfernen, waschen und in feine Streifen schneiden. Staudensellerie putzen, waschen und klein schneiden.
- Tomaten mit heißem Wasser überbrühen, Haut abziehen und in Würfel schneiden. Schalotten und Knoblauch abziehen und fein hacken.
- Öl in einem Topf erhitzen, Schalotte und Knoblauch andünsten, Gemüse, Tomatenmark und Majoran dazu geben, mit Gemüsebrühe aufgießen und gar kochen.
- Reismehl in wenig Wasser glatt rühren und in die Suppe einrühren. Aufkochen und 2–3 Min köcheln lassen. Mit Salz und Pfeffer abschmecken.

GEMÜSE UND HAUPTGERICHTE

Gemüseragout im Wok
Für 2 Personen, Zubereitung:
ca. 25 Minuten

▶ Zutaten:
500 g Gemüse wie Möhren, Bohnen, Kohl (nach Saison) · 2 Kartoffeln · 2 EL Olivenöl · Kräutersalz · Pfeffer · 1 Bund Schnittlauch

- Gemüse putzen, waschen und in kleine Würfel schneiden. Kartoffeln schälen und ebenfalls in kleine Würfel schneiden.
- Öl erhitzen, Gemüse und Kartoffeln darin gar dünsten. Mit Kräutersalz und Pfeffer abschmecken. Schnittlauch abbrausen, trocken tupfen und in kleine Röllchen schneiden. Über das Ragout streuen.

Variationen

mit Delikata (aus dem Reformhaus) würzen – mit ¼ TL Garam Masala – mit gehackten Rosmarinnadeln – mit Kresse – mit Tofustreifen.

▶ Das passt dazu:
Salat von frischen Sprossen mit Radieschen-Vinaigrette (siehe S. 118).

Kräuter-Ratatouille
Für 2 Personen, Zubereitung:
ca. 30 Minuten

▶ Zutaten:
250 g sonnengereifte Tomaten · 1 kleine Zucchini · 1 kleine Aubergine · 1 rote Paprikaschote · 1 Gemüsezwiebel · 1 Knoblauchzehe · 1 kleine Chilischote · ½ Bund Thymian · 2 Zweige Rosmarin · 2 TL Olivenöl · Meersalz · Pfeffer aus der Mühle

- Tomaten mit heißem Wasser überbrühen, enthäuten, entkernen und klein schneiden. Übriges Gemüse waschen und in Würfel schneiden. Zwiebel und Knoblauchzehe abziehen und fein hacken.
- Chilischote waschen, entkernen und in sehr feine Ringe schneiden. Kräuter abbrausen, trocknen und hacken.
- 2 TL Öl in einer großen Pfanne erhitzen, Zwiebel und Knoblauch anschwitzen.
- Zucchini, Aubergine, Paprika getrennt anbraten und bissfest garen, ggf. mit etwas Gemüsebrühe auffüllen. Erst zum Schluss mit den Tomaten und Kräutern mischen. Kräftig mit Salz und Pfeffer abschmecken.

Spargel mit jungen Kartoffeln

Für 2 Personen, Zubereitung:
ca. 30 Minuten

▶ Zutaten:
500 g kleine Kartoffeln · 1 kg Spargel · Salz · 1 Scheibe unbehandelte Zitrone · 1 Prise Zucker · 1 TL Butter

- Kartoffeln waschen und in der Schale etwa 20 Minuten garen, pellen.
- Spargel schälen, holzige Enden abschneiden, waschen. Salzwasser zum Kochen bringen. Spargel mit Butter, Zucker und Zitrone dazugeben und bei schwacher Hitze etwa 15 bis 20 Minuten gar ziehen lassen.
- Mit den Kartoffeln servieren.

Variationen

Spargel mit Kräutersauce (siehe S. 135) servieren – Spargel mit etwas geschmolzener Butter servieren.

▶ Das passt dazu:
Kerbelsauce (siehe rechts).

Tipp: Spargelschalen aufheben, waschen und in Wasser kochen für eine basische Spargelbrühe bzw. als Grundlage für die Kerbelsauce (siehe rechts) oder eine Spargelcremesuppe.

Kerbelsauce

Für 2 Personen · Zubereitung:
ca. 10 Minuten

▶ Zutaten:
4 EL Spargelwasser · 2 EL Sauerrahm · Meersalz · Kräutersalz · ½ Bund Kerbel

- Spargelwasser mit saurer Sahne erwärmen. Mit Salz und Pfeffer würzen.
- Kerbel waschen, Blättchen abzupfen und zur Suppe, nochmals erwärmen.
- Mit Spargel und Kartoffeln anrichten.

Variationen

die Kerbelsauce mit mild gerösteten Sonnenblumenkernen bestreuen

▶ Das passt dazu:
Die Kerbelsauce schmeckt auch zu Pellkartoffeln oder Bircher-Kartoffeln (siehe S. 132).

Würziger Wirsing

Für 2 Personen, Zubereitung:
ca. 20 Minuten

▶ Zutaten:

500 g Wirsing · 1 kleine Zwiebel · 1 TL Sonnenblumenöl · Kräutersalz · Pfeffer · Muskat, frisch gerieben · einige Safranfäden · 3 EL Gemüsebrühe · 1 EL Schnittlauch

- Wirsing putzen, äußere Blätter und Strunk entfernen, waschen, und in schmale Streifen schneiden. Zwiebel abziehen und fein würfeln.
- Öl in einer Pfanne erhitzen, Wirsing und Zwiebel in der Pfanne andünsten, mit Salz, Pfeffer und Muskat würzen.
- Mit Gemüsebrühe angießen, Safran hinzufügen und etwa 8 bis 10 Minuten dünsten. Schnittlauch darüber streuen.

Variationen

mit fein geschnittenem Weißkohl – mit Fenchel – mit einem Spritzer Sojasauce verfeinern.

Maronengemüse

Für 2 Personen, Zubereitung:
ca. 20 Minuten

▶ Zutaten:

200 g vorgegarte Maronen (vakuumverpackt) · 2 Schalotten · 2 TL kalt gepresstes Olivenöl · 5 EL Milch oder Sahne · etwa ½ TL Curry · Salz · schwarzer Pfeffer aus der Mühle

- Schalotten abziehen, sehr fein würfeln und in Öl glasig dünsten. Maronen dazugeben und leicht anrösten.
- Milch oder Sahne mit Curry verrühren und dazugießen. Einige Minuten köcheln lassen und kräftig würzen.

Variationen

zusätzlich 1 EL Rosinen, in Apfelsaft eingeweicht, kurz vor Schluss dazugeben – mit Rotkohl.

▶ Das passt dazu:

Zusammen mit Salat und einer kleinen Portion Nudeln servieren.

Gemüse und Hauptgerichte

Schwarzwurzelgemüse

Für 2 Personen, Zubereitung:
ca. 20 Minuten

▶ Zutaten:
500 g Schwarzwurzeln · Salz · 1 TL Zitronensaft · 20 g Butter · Kräutersalz · ½ Bund Petersilie

- Schwarzwurzeln putzen (Hände anschließend mit Essigwasser abspülen) und in etwa daumenlange Stücke schneiden.
- In einem Topf wenig Wasser mit Salz und Zitronensaft geben und die Schwarzwurzeln gar dämpfen.
- Abtropfen lassen, mit der zerlassenen Butter übergießen und mit Kräutersalz würzen. Petersilie abbrausen, trocken schleudern und auf das Gemüse streuen.

Variationen
mit Delikata (Reformhaus) würzen – mit etwas Kokosmilch oder Kokosraspeln

Schnelles Zucchinigemüse

Für 2 Personen, Zubereitung:
ca. 15 Minuten

▶ Zutaten:
2 Zucchini · 1 TL Olivenöl · Zitronenthymian · Pfeffer aus der Mühle · Salz · Chili

- Zucchini putzen und waschen. Mit einem Sparschäler der Länge nach in feine Scheiben schneiden
- In einem Topf Salzwasser erhitzen, Zucchini 4 Minuten blanchieren, abgießen.
- In einer Pfanne Öl erhitzen, Zucchini und Thymian darin schwenken und würzen.

Variationen
zusammen mit feinen, längs geschnittenen Möhrenscheiben – mit Petersilie.

▶ Das passt dazu:
Kartoffeln in verschiedenen Variationen.

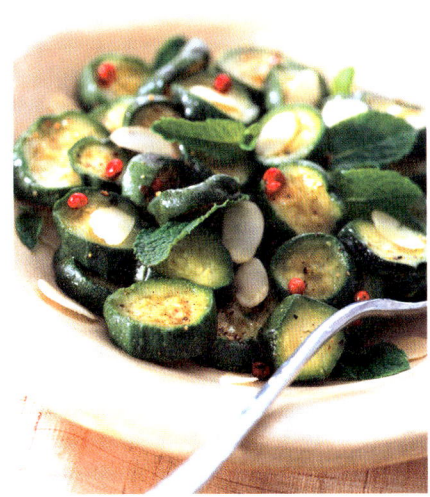

Gemüse und Hauptgerichte

Pastinakengemüse

Für 2 Personen, Zubereitung:
ca. 35 Minuten

▶ Zutaten:

4 Pastinaken · 2 Kartoffeln · 100 ml Gemüsebrühe · 2 Lorbeerblätter · Balsamicoessig · 2 EL Sahne · Salz · weißer Pfeffer · Petersilie · 2 TL Leinöl

- Pastinaken und Kartoffeln schälen, waschen und würfeln.
- So viel Gemüsebrühe mit den Lorbeerblättern aufkochen, dass Pastinaken und Kartoffeln gerade bedeckt sind und gar kochen.
- Balsamicoessig und Sahne dazugeben und mit Salz und Pfeffer kräftig abschmecken.
- Petersilie waschen, trockenschleudern, hacken und über das Gemüse geben. Leinöl darüber träufeln.

Variationen

mit grünen Bohnen – mit Sellerie – mit einigen Blättern Radicchio: Salat in feine Streifen schneiden und kurz vor dem Servieren unterheben – mit 1 EL gerösteten Walnüssen.

Steckrübengemüse

Für 2 Personen, Zubereitung:
ca. 30 Minuten

▶ Zutaten:

1 kleine Steckrübe · 2 Kartoffeln · 2 Möhren · 1 EL Rapsöl · 1 TL Majoran · 100 ml Gemüsebrühe · Spritzer Zitronensaft · Salz · weißer Pfeffer aus der Mühle

- Steckrübe, Kartoffeln und Möhren schälen, waschen und würfeln. In einem Topf mit dem Öl andünsten. Majoran dazugeben.
- Gemüsebrühe zugießen und etwa 20 bis 25 Minuten gar köcheln. Mit Zitronensaft, Salz und Pfeffer abschmecken.

Variationen

über das Gemüse 2 dickere Scheiben geräucherten Tofu legen und mitgaren. Das können Sie natürlich auch bei anderen Gemüserichten so handhaben – mit etwas Senf abschmecken – mit Pastinaken anstelle der Steckrüben.

GEMÜSE UND HAUPTGERICHTE

Lauwarmes Karotten-Fenchel-Gemüse mit Sesam

Für 2 Personen, Zubereitung: ca. 25 Minuten

▶ Zutaten:

2 mittlere Biokartoffeln · 1 Fenchelknolle · 1 Bund junge Biokarotten · 50 g Zuckerschoten · Gemüsebrühe · 1 EL Sonnenblumenöl · 1 EL Zitronensaft · ½ TL Senf · Meersalz · weißer Pfeffer aus der Mühle · ½ Bund Petersilie · 2 EL Sesam

- Kartoffeln waschen, bürsten und in Salzwasser gar kochen.
- Fenchelknolle waschen, putzen und achteln. Fenchelgrün aufbewahren. Karotten putzen, waschen, nach Belieben schälen und vierteln. Zuckerschoten waschen und halbieren.
- Gemüsebrühe zum Kochen bringen, Gemüse darin etwa 3–4 Minuten blanchieren, herausnehmen und kalt abschrecken. 1 EL der Brühe aufheben.
- Aus Zitronensaft, Öl, Senf, Gemüsebrühe, Salz und Pfeffer ein Dressing anrühren und über das Gemüse geben. Petersilie waschen, trocknen, hacken und alles vorsichtig vermischen. Etwa 30–60 Minuten ziehen lassen.
- Sesam in der Pfanne ohne Fett kurz anrösten und darübergeben. Gemüse mit den Kartoffeln anrichten.

Variationen

mit Kohlrabi – mit Sprossen – mit Mandelblättchen.

Indisches Blumenkohlgemüse

Für 2 Personen, Zubereitung: ca. 20 Minuten

▶ Zutaten:

2 Schalotten · 1 Zimtstange · 2 EL Olivenöl · 2 Möhren · ½ Blumenkohl · Gemüsebrühe · 5 EL passierte Tomaten · Salz · Pfeffer · Koriander

- Schalotten abziehen, fein würfeln und mit der Zimtstange im Öl andünsten.
- Möhren schälen und würfeln. Blumenkohl putzen, in kleine Röschen teilen und waschen. Möhren und Blumenkohl zu den Zwiebeln geben und kurz mitdünsten.
- Tomaten und etwas Gemüsebrühe dazugeben, Gemüse garen und würzen.
- Koriander waschen, fein hacken und über das Gemüse streuen.

Variationen

mit Petersilie anstelle von Koriander – Curry und etwas Sahne anstelle der passierten Tomaten.

▶ Das passt dazu:

Zusammen mit Couscous (100 g nach Packungsanleitung in Gemüsebrühe zubereitet) servieren oder mit jungen Kartoffeln.

Knusprige Kartoffelbratlinge

Für 2 Personen, Zubereitung:
ca. 20 Minuten

▶ **Zutaten:**

500 g Kartoffeln · 1 Zwiebel · Meersalz · 1 TL geriebener Kümmel · Muskatnuss · 2 EL Sonnenblumenöl · 1 Bund Schnittlauch

- Kartoffeln schälen, waschen und fein raspeln.
- Zwiebel abziehen, sehr fein hacken und unter die Kartoffeln geben. Mit Gewürzen abschmecken.
- Öl in einer beschichteten Pfanne erhitzen. Kartoffelmasse esslöffelweise in die Pfanne geben und glatt streichen (ergibt etwa 4 Röstis).
- Bei mittlerer Hitze von jeder Seite etwa 5 Minuten knusprig braten. Schnittlauch waschen, trocknen, in feine Röllchen schneiden und über die Bratlinge geben.

▶ **Das passt dazu:**

Dazu kann man beispielsweise einen gemischten Salat, Tomatensalat, gebratene Pilze, Avocado oder Kräutercreme servieren.

Klassische Bircher-Kartoffeln

Für 2 Personen, Zubereitung:
ca. 45 Minuten

▶ **Zutaten:**

6 mittelgroße Bio-Kartoffeln · 3 EL Olivenöl · 1 EL Kümmel · 1 EL Estragon · Kräutersalz

- Kartoffeln waschen und bürsten. Der Länge nach halbieren.
- Backblech mit Öl bepinseln und den Backofen auf 180 °C vorheizen.
- Kümmel, Estragon und Kräutersalz mischen und die Schnittfläche der Kartoffeln damit bestreuen.
- Kartoffeln mit der Schnittfläche nach unten auf das Blech legen. Kartoffelschale mit einem Messer fünf- bis sechsmal einstechen, mit Öl und dem Rest der Kräutermischung bestreichen.
- Im Ofen auf der mittleren Schiene etwa 30 bis 40 Minuten garen.

Variationen

mit Sesamöl und Sesam – mit Majoran – mit gehackten Rosmarinnadeln – mit Oregano und Thymian .

▶ **Das passt dazu:**

Mit Gemüsesauce, Avocadocreme oder Kräutersauce und einem frischen Salat servieren.

GEMÜSE UND HAUPTGERICHTE

Ofenkartoffeln mit Tomatensauce und Salat

Für 2 Personen, Zubereitung: ca. 60 Minuten

▶ Zutaten:

6 etwa eigroße Bio-Kartoffeln · 6 EL getrocknete Tomaten (in Öl) · 1 rote Paprikaschote · 1 rote Zwiebel · 2 Knoblauchzehen · ½ TL Thymian · 2 EL Olivenöl · 3 EL Gemüsebrühe · ½ Kopf Blattsalat · Radicchio · Zitrone · Rapsöl · Kräutersalz · Pfeffer aus der Mühle

- Kartoffeln waschen, mit einer Gabel mehrmals einstechen, in Alufolie gewickelt auf ein Backblech legen und bei 200 °C im Ofen etwa eine Stunde backen.
- Tomaten klein schneiden, Paprikaschote putzen, waschen und klein schneiden, Zwiebel und Knoblauch abziehen, fein hacken und im Öl andünsten. Gemüse und Thymian dazugeben, Gemüsebrühe dazugießen und zugedeckt etwa 20 Minuten köcheln. Pürieren und mit Salz und Pfeffer abschmecken.
- Salat waschen und aus Öl, Zitrone und Gewürzen ein Dressing rühren.
- Kartoffeln kreuzweise einschneiden und die Tomatensauce darüber geben. Mit dem Salat servieren.

Variationen

mit Avocadocreme (siehe S. 134) – mit Kräutersauce (siehe S. 135) – mit Basengemüse – mit Tofu.

Kartoffeln mit basischer Füllung

Für 2 Personen, Zubereitung: ca. 30 Minuten

▶ Zutaten:

2 große Bio-Kartoffeln · 1 TL Gemüsebrühe (Instant) · 2 Lorbeerblätter · 120 g Frischkäse · 1 EL Wasser · Meersalz · schwarzer Pfeffer aus der Mühle · Paprikapulver · je ½ Bund Schnittlauch und Dill · 1 kleine rote Zwiebel · 1 Handvoll Radieschen · 1 Handvoll Sojasprossen

- Kartoffeln waschen. Wasser mit Gemüsebrühe und Lorbeerblättern aufsetzen, die Kartoffeln darin in der Schale gar kochen.
- Frischkäse mit Wasser cremig rühren. Mit den Gewürzen kräftig abschmecken.
- Kräuter abbrausen, trockenschleudern und fein schneiden, Zwiebel abziehen und sehr fein hacken, Radieschen putzen, waschen, würfeln. Sprossen blanchieren, abtropfen lassen und alles unter den Frischkäse heben.
- Kartoffeln längs halbieren, mit einem Teelöffel etwas aushöhlen und mit der Masse füllen.

▶ Das passt dazu:

schnelles Basengemüse (siehe S. 125) oder ein Salat.

133

Gemüse und Hauptgerichte

Kartoffelauflauf mit Rote Bete

Für 2 Personen · Zubereitung: ca. 1 Stunde

▶ Zutaten:
4 Rote Bete (vorgekocht, vakuumverpackt) · 3 mittelgroße Kartoffeln · 1 Zwiebel · 3 TL Sonnenblumenöl · 150 ml Sahne · Meersalz · schwarzer Pfeffer aus der Mühle · Muskat · Rosmarin

- Kartoffeln schälen, waschen und mit der Rote Bete in kleine Würfel schneiden.
- Backofen auf 160 °C vorheizen. Auflaufform mit 1 TL Öl fetten.
- Zwiebel abziehen, fein würfeln und in 2 TL Öl glasig dünsten. Rote Bete und Kartoffeln dazugeben, mit Sahne auffüllen und kurz mitdünsten.
- Kräftig würzen, gehackten Rosmarin dazugeben und in die Auflaufform füllen. Im Ofen auf der mittleren Schien etwa 45 bis 50 Minuten garen.

▶ Das passt dazu:
Lecker mit frischem Salat.

Avocadocreme

Für 2 Personen, Zubereitung: ca. 5 Minuten

▶ Zutaten:
1 reife Avocado · 2 TL Zitronensaft · Salz · Pfeffer aus der Mühle

- Avocado halbieren, Fruchtfleisch herauslöffeln und sofort mit Zitronensaft beträufeln.
- Mit einer Gabel das Fruchtfleisch mit dem Zitronensaft pürieren. Die Mischung mit Salz und Pfeffer abschmecken.

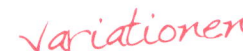

mit Alfalfasprossen bestreuen – mit Limettensaft – mit 1 EL Kapern – mit einer Spur Knoblauch – mit einer kleinen Schalotte – mit 1–2 TL saurer Sahne – mit Kräutersalz – mit Kresse oder Dill – mit klein gewürfelten Tomatenstückchen – mit sehr fein geschnittenen Frühlingszwiebeln.

▶ Das passt dazu:
Mit Gemüsesticks servieren

Tipp: Avocado schmeckt auch sehr gut als Salat: Das Fruchtfleisch in Scheiben schneiden, mit Zitronensaft beträufeln, mit geviertelten Cocktailtomaten und fein geschnittenen Frühlingszwiebeln vermischen. Aus Rapsöl, Zitronensaft, Salz, Pfeffer und einer Spur Honig ein Dressing rühren und vorsichtig über den Salat geben.

GEMÜSE UND HAUPTGERICHTE

Kartoffeln mit frischer Kräutersauce

Für 2 Personen, Zubereitung: ca. 30 Minuten

- Kartoffeln waschen, in etwa 20 bis 25 Minuten gar kochen und pellen.
- In der Zwischenzeit Kresse waschen und abschneiden. Zwiebel und Knoblauch abziehen und fein hacken. Brot klein zupfen.
- In einem Topf die beiden Öle erhitzen und Zwiebeln und Knoblauch darin andünsten. Brotstückchen dazugeben. Mit Brühe aufgießen und bei kleiner Temperatur einige Minuten köcheln lassen. Die Kresse (1–2 EL zurückbehalten) dazugeben und pürieren. Mit Senf, Meerrettich, Gewürzen und Zitronensaft abschmecken.
- Milch erhitzen und aufschäumen und leicht unter die Sauce rühren.
- Zusammen mit den Kartoffeln servieren.

▶ **Zutaten:**
6 junge Kartoffeln
3 Schälchen Kresse
1 Zwiebel
1 Knoblauchzehe
¼ Scheibe Vollkorntoast
1 TL Sonnenblumenöl
1 TL Kürbiskernöl
Gemüsebrühe
1 TL Senf
¼ TL Meerrettich
1 Spritzer Zitronensaft
Meersalz, Pfeffer, Muskatnuss
4–5 EL Milch

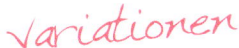

anstelle der Kresse mit Kräutern wie 2 Bund Petersilie oder Schnittlauch oder gemischten Kräutern zubereiten.

▶ **Das passt dazu:**
Servieren Sie die Kartoffeln mit frischer Kräutersauce beispielsweise gemeinsam mit einem gemischten Salat.

Tipp: Anstelle der Kräutersauce schnell einen Kapern-Dip zubereiten: 2–3 EL Kapern, 1 Bund Dill fein hacken, 200 g Sauerrahm oder Joghurt, 1 TL milder Senf. Alles miteinander verrühren und mit Salz und Pfeffer abschmecken oder ein Joghurt-Dip mit Kräutersalz, Pfeffer und Paprika.

GEMÜSE UND HAUPTGERICHTE

Topinambur, gebraten

Für 2 Personen, Zubereitung: ca. 20 Minuten

▶ **Zutaten:**
500 g Topinambur
1 Birne
frische Petersilie
2 EL Olivenöl
Kräutersalz, Pfeffer
1 Spritzer Zitronensaft

- Topinambur dünn schälen und in Scheibchen schneiden. Birne schälen und in sehr feine Scheiben schneiden.
- Birne mit 1 EL Öl, Salz und Pfeffer und gehackter Petersilie vermischen.
- Topinambur im restlichen Öl anrösten und leicht mit Kräutersalz und ganz wenig Zitronensaft würzen. Zusammen mit den Birnenscheiben anrichten.

Variationen

Thymian anstelle von Petersilie – Topinambur kann man als Gemüse auch einfach kurz dämpfen und dann mit anderem Gemüse oder Früchten kombinieren: z. B. mit gedünstetem Lauch oder grünen Bohnen, Frühlingszwiebeln, Äpfeln, Chicorée oder roten Zwiebeln.

▶ **Das passt dazu:**
Gebratener Topinambur schmeckt gut mit kleinen Pellkartoffeln oder einfach als Vorspeisensalat genießen.

INFO

Topinambur – die Schlankmacher-Knolle

Die vielseitige und kalorienarme Knolle Topinambur wird auch als Diabetiker-Kartoffel oder »Schlankmacher-Knolle« bezeichnet. Aufgrund des hohen Gehaltes an Inulin steigt die Blutzuckerkurve bei ihrem Verzehr langsamer an als beispielsweise nach dem Verzehr von Kartoffeln. Topinambur sättigt auf angenehme Weise, hat halb so viel Kalorien wie die Kartoffel und enthält reichlich Kalium, Eisen, Kieselsäure und Vitamin B_1.

GEMÜSE UND HAUPTGERICHTE

Fisch mit Gemüsepäckchen
Für 2 Personen, Zubereitung: ca. 30 Minuten

- Fenchel putzen, waschen und klein schneiden. Kurz blanchieren, kalt abschrecken und abtropfen lassen.
- Pilze putzen, Zucchini und Tomaten waschen. Zucchini in Stücke schneiden.
- Aus Öl, Sojasauce, Wein, Salz und Pfeffer eine Marinade rühren. Über das Gemüse geben und etwa 20 Minuten einwirken lassen. Gemüse abtropfen lassen.
- Backofen auf 190 °C vorheizen.
- Kräuter abbrausen, trocknen und hacken. 2 Stücke Alufolie mit Butter bepinseln und die Hälfte der Kräuter darauf streuen. ¾ des Gemüse darauf verteilen und mit restlichen Kräutern bestreuen.
- Fischfilets abspülen, trocken tupfen, mit Zitronensaft beträufeln, salzen und pfeffern und auf das Gemüse legen. Mit dem restlichen Gemüse bedecken.
- Folie sehr gut verschließen, etwa 15 bis 20 Minuten auf der mittleren Schiene im Ofen garen.

▶ **Zutaten:**
- 2 kleine Fenchelknollen
- 1 kleine Zucchini
- 1 Handvoll Austernpilze
- 4 Kirschtomaten
- 1 EL trockener Weißwein
- 1 EL Sojasauce
- Meersalz, Pfeffer aus der Mühle
- 1 Bund gemischte Kräuter (Basilikum, Thymian)
- 1 TL Butter
- 2 EL Sonnenblumenöl
- 2 Seelachsfilets (je ca. 125 g)
- 2 TL Limetten- oder Zitronensaft

Variationen

Die Gemüsepäckchen schmecken natürlich auch ohne Fisch, beispielsweise mit einer Joghurt-Minze-Sauce: 200 g frischer Naturjoghurt, 1 Zweig Minze, 1 Knoblauchzehe, Meersalz. Minze waschen und hacken. Knoblauch schälen und pressen. Beides mit dem Joghurt vermischen und mit Salz abschmecken.

Tipp: Wer es scharf mag, kann eine fein gehackte rote Chilischote zum Gemüse geben.

Gemüse und Hauptgerichte

Buchweizen mit Basengemüse
Für 2 Personen, Zubereitung: ca. 25 Minuten

▶ Zutaten:
100 g Buchweizen
3 TL Olivenöl
etwa 350 ml Brühe
1 Prise Salz
4 Frühlingszwiebeln
1 Knoblauchzehe
1 rote und 1 gelbe Paprika
1 kleine Zucchini
1 Schälchen Kresse
Kräutersalz, Pfeffer aus der Mühle

- Buchweizen in einem Topf unter ständigem Rühren einige Minuten anrösten, bis er duftet. 1 TL Öl dazugeben, mit Brühe und einer Prise Salz aufgießen und etwa 10 Minuten köcheln lassen.
- Topf vom Herd nehmen und zugedeckt etwa weitere 8 bis 10 Minuten quellen lassen
- In der Zwischenzeit Frühlingszwiebeln putzen und waschen. Knoblauch abziehen und beides klein hacken. Paprika putzen, waschen und in Streifen schneiden. Zucchini waschen und in feine Scheiben schneiden.
- Restliches Öl in einer großen Pfanne erhitzen. Zwiebeln und Knoblauch andünsten. Paprika und Zucchini dazugeben und etwa 5–10 Minuten braten, bis das Gemüse gar ist.
- Buchweizen unterrühren. Abschmecken. Kresse waschen und trocken tupfen und über das Gemüse geben.

Variationen

mit getrockneten Tomaten – mit frischen Tomaten und Basilikum – mit Möhren und Lauch – mit Sprossen bestreuen.

▶ Das passt dazu:
Mit gemischtem Salat und Sauerrahm-Dip (gewürzt mit Kräutersalz, Pfeffer und Paprika) servieren.

Basische Snacks und Getränke

Apfel-Möhrensaft
2 Karotten und 1 Apfel mit dem Entsafter auspressen, einen Spritzer Zitronensaft dazugeben und sofort in kleinen Schlucken trinken.

Basische Zell- und Regenerationskur
200 ml Rote-Bete-Saft, 150 ml Karottensaft, 100 ml Schlehdornsaft über den Tag verteilt trinken.

Basische Drinks
- Kefir mit einer Prise Zimt und pürierter Banane
- Tomatensaft
- Sojamilch mit Minze
- geschäumte Sojamilch mit Kirschsaft
- Sojamilch mit 2 Scheiben Ananas

Heidelbeerdrink
4 EL frische Heidelbeeren (oder TK-Heidelbeeren) mit 300 ml Molke pürieren und mit etwas Honig abschmecken.

Rote-Bete-Buttermilch
100 ml Rote-Bete-Saft (frisch gemacht oder gekauft) und 200 ml Buttermilch mixen, je eine Prise Muskatblüte, Ingwer und Salz hinzugeben und mit einer Spur Apfeldicksaft abrunden. Schluckweise trinken.

Ananas-Galgant-Drink
1 Scheibe Ananas klein schneiden, mit 200 ml Buttermilch und 1 EL Weizenkleie im Mixer pürieren und 1 Msp. Galgant unterrühren.

Obstsalat
Eine Feige, 1 Stück frische Ananas, 1 Stück Mango sowie 1 Kiwi in feine Stückchen schneiden, mit 1 El gekackter Nüsse vermischen. Ein EL Limettensaft, 1 EL Mangosaft und eine Prise Rohrzucker verrühren und vorsichtig unter den Obstsalat heben.

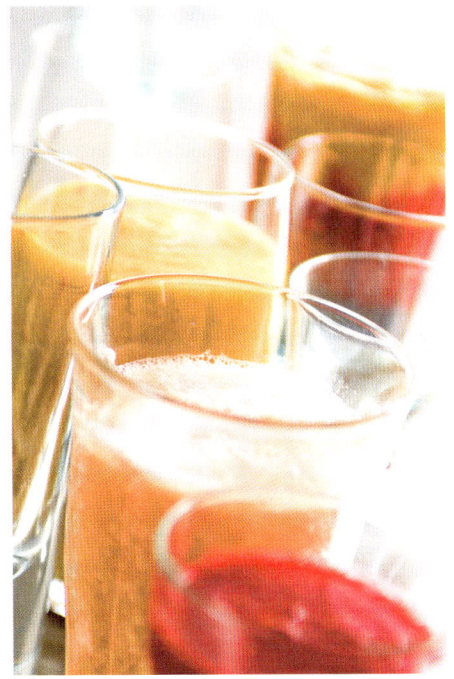

Sachverzeichnis

Acerolakirsche 96
Alpha-Linolensäure 19, 57, 64
Amarant-Soja-Frühstück 113
Ananas 41, 43
Ananas-Galgant-Drink 139
Anspannung 74
Antibiotika 40
Apfel, geriebener 45
Apfel-Möhrensaft 139
Apfelschalentee 50
Arachidonsäure 67–69, 72
Armbad 79
Arthritis, rheumatoide 68
Ausdauersportarten 31
Avocadocreme 134
Azidose, latente 10, 11, 29

Bärentraubenblätter 100
Basenbad 30
Basenbrühe
 – klassische 120
  – nach F.X. Mayr 25
 – mit Gemüsestreifen 25
 – mit Kartoffel und Kräutern 25
 – mit Kräutern und Sprossen 26
Basen-Frühstück 112
Basenfußbad 96
Basengemüse, schnelles 125
Basenküche, Hitliste 111
Basenmischung 29
Basenreserven 10
Basenwertigkeit 19
Basis-Basenwoche 21
Bewegung 31
Bindegewebe 11, 14, 63, 65
 – Säurezustand 13
Bircher-Kartoffeln 132
Bittersalz 31, 47
Bitterstoffe 34, 39, 48, 60, 77, 79
Blähungen 35
 – Basenernährung, gezielte 36
Blasenentzündung 100
Blumenkohlgemüse, indisches 131
Blumenkohlsuppe 124

Blut
 – pH-Wert 13
 – Pufferkapazität 10, 13
Blutarmut 89, 90
Blutdruck, niedriger 87
Blutfettwerte, erhöhte 56
Bluthochdruck 85
 – Basenernährung, gezielte 86
Blutzuckerkurve 59, 62, 136
Bor 66
Brokkoli 39, 42
Brokkoli-Salat 116
Bromelain 41, 43
Brotaufstrich, pikanter basischer 113
Brunnenkresse 101
Brustspannen 103
Buchweizen 57
 – mit Basengemüse 138
Buchweizenfrühstück 112
B-Vitamin 77

Cellulite 94
Chicorée 42
Chicorée-Salat 116
Chinakohl mit Orangenfilets 117
Cholesterinspiegel, erhöhter 56
Cholin 84, 86
Coenzym Q10 79
Colitis ulcerosa 52
Cranberrys 39, 101

Darm
 – Ernährungsumstellung 36
 – Übersäuerung 35, 40, 45
Darmbakterien 40
Darmerkrankung, chronisch entzündliche (CED) 52
Darmreinigung 31
Darmsanierung 41
Darmstörungen, Basenernährung, gezielte 41
Depression 76
Diabetes mellitus 61
Diabetiker 61
Diabetikerlebensmittel 62
Dillsamen 82
Drinks, basische 139
Durchfall 45
Durchfallneigung, Basenernährung, gezielte 46

Eisen 89
Eisenmangel 89, 90
 – Basenernährung, gezielte 90
Eiweißbedarf decken 19
Eiweißfasten 27
Eiweißfäulnis 35, 36
Eiweiß, tierisches 27, 34
Ekzem 91
Elektrosmog 82
Eliminationsdiät 41
Endometriose 107
Energiemangel 74
 – Basenernährung, gezielte 75
Energietee, basischer 74
Engelwurzel 103
Entgiftung 18
Entlastungstage, basische 21, 25
Entsäuern, trinken 28
Entsäuerung 16, 18
 – Stufe 21
Entsäuerungsbad 30
Entsäuerungskur, einwöchige 21
Entsäuerungssysteme 18
Entsäuerungstee, klassischer 28
Erbrechen 45
Erkältung 96
Ernährung, basische, Regeln 34
Erschöpfung 74
 – Basenernährung, gezielte 75
Express-Kartoffelsuppe 121

Fast Food 51, 79
Fettstoffwechselstörung 56
 – Basenernährung, gezielte 56
Fett, tierisches 19
Fibromyalgie 71
 – Basenernährung, gezielte 72
Fisch 64
 – mit Gemüsepäckchen 137
Folsäuremangel 89
Frauenmantelkraut 103
Frauentee 105
Fruchtzuckerunverträglichkeit 47
Fruktose 44, 47

Galgant 36, 75
Gallebeschwerden 49

Sachverzeichnis

– Basenernährung, gezielte 51
Ganzkörperpeeling 92
Gastritis, Basenernährung, gezielte 39
Gelenkbeschwerden 53
Gelenkbeschwerden, Basenernährung, gezielte 64
Gelenkschmerzen 63
Gemüseragout 126
Geschmack, Säuregehalt 18
Geschmacksverstärker 80
Gewebe
– Puffereigenschaft 14
– Tiefenentsäuerung 28
– Übersäuerung 10, 19
Gewebe-Entschlackungs-Tee 94
Gewebesäuerung 11
Gewichtsreduktion 20
Gicht 53
– Basenernährung, gezielte 54
Glutenunverträglichkeit 44
Grapefruit 39, 86
Gute-Nacht-Tee 81

Hafertee, grüner 28, 54
Halbtageskur 26
Halsschmerzen 95
Hämoglobin 89
Harnsäure 10, 53
– Ausscheidung 29
Harnsäuregehalt 55
Harnsäuretee 53
Harnsäurewerte, erhöhte 53
Harnwegsinfekt 100
– Basenernährung, gezielte 102
Haut
– Einflussfaktoren 93
– Entsäuerung 30
Hautprobleme 91
– Basenernährung, gezielte 93
Hautunreinheit 91
Heidelbeerdrink 139
Heilerde 36, 38, 41, 46
Heilerdemaske 92
Heilwasser 28
Heiserkeit 95
Helicobacter pylori 37, 39
Herpesinfektion 97
– Basenernährung, gezielte 98
Herzinfarktrisiko 87

Himbeermarmelade 114
Hülsenfrüchte 54
Hypericin 76
Hypertonie 85
Hypotonie 87

Immunsystem, Basenernährung, gezielte 96
Index, glykämischer 61
Ingwer 97
Ingwerwasser 29
Insulinspiegel, erhöhter 62
Intensiv-Entsäuerungskur 27
Inulin 59, 62, 136
Isoflavon 106

Johanniskraut 76, 103

Kakao 72
Kalium 48, 65, 86
Kalzium 66
Kardamom 77
Karotten 46
Karotten-Fenchel-Gemüse 131
Kartoffelauflauf mit Rote Bete 134
Kartoffelbratlinge 132
Kartoffeln mit basischer Füllung 133
Kartoffeln mit frischer Kräutersauce 135
Kartoffelpackung 70
Kartoffelsaft 38
Kartoffelsalat, leichter 117
Kartoffeltag 26
Kerbelsauce 127
Ketosäuren 61
Knochenschwund 65
Knochen stärken 65
Kohlensäure 10
Kohlsuppe, asiatische 122
Konzentrationsschwäche 83
– Basenernährung, gezielte 84
Konzentrationsschwierigkeit 74
Kopfschmerz 78
– Basenernährung, gezielte 79
Körper, pH-Werte 13
Kost, vegetarische 27
Kräuter-Basentrunk 29
Kräuter-Ratatouille 126

Kreislauf-Tee 88
Kümmeltee, basischer 29

Laktoseintoleranz 44
Lebensmittel
– Arachidonsäuregehalt 69
– Basenwertigkeit 19
– eisenreiche 90
– Säure-Basen-Potenzial 20
Leberbeschwerden 49
– Basenernährung, gezielte 51
Leberwickel 81
– basischer 30, 50
Lecithin 84
Leinöl 19, 64
Leinsamentee 38
Leukotrien 68
Lignan 106
Lippenherpes 99
Löwenzahn 51
Lycopin 93
Lysin 98

Magenbeschwerden 37
Magen, pH-Wert 12
Magenschleimhautentzündung 37
Magnesium 47, 65, 66, 79, 80, 85, 102, 104
Magnesiumsulfat 31, 47
Mangoldeintopf 125
Mariendistel 108
Maronengemüse 128
Meerrettich 96, 101
Menstruationskrampf 104
Migräne 78
– Basenernährung, gezielte 79
Milchsäure 10
Milchzuckerunverträglichkeit 37
Mineralreserve 11
Mineralwasser 28
Miso-Suppe, basische 124
Molkedrink, basischer 115
Moorbad 72
Morbus Crohn 42, 52
Muskelbeschwerden, Basenernährung, gezielte 64
Muskelkater, Vorbeugung 65
Muskeln, Durchblutung 31
Muskelverspannungen 63, 70

141

Muskulatur 14, 63, 65
– Milchsäure 31
Myom 108

Nachtkerzenöl 93, 103, 106
Nackenschmerzen 70
– Basenernährung, gezielte 71
Nahrungsmittel
– argininreiche 98
– lecithinreiche 84
– naturbelassene 111
– oxalhaltige 67
– Puringehalt 55
– Säure-Basen-Potenzial 18
– tryptophanhaltige 82
Nahrungsmittelunverträglichkeit 40, 41, 43, 44
Naringin 39
Natrium phosphoricum 29
Nervenkeks 83
Nervensystem, vegetatives 33
Nervosität 74, 83, 84
Neutralisation 10, 20
Neutralisationsmittel 29
Niedergeschlagenheit 76
Niere 14, 28
Nierensteine 53

Obstsalat 139
Obsttag 26
Ofenkartoffeln 133
Olivenöl 20
Öl, pflanzliches 19, 34, 64
Omega-3-Fettsäuren 19, 57, 64, 69, 106
Orangen-Karotten-Suppe 121
Organuhr, chinesische 81
Orthosiphonblätter 100
Osteoporose 65, 66
– Basenernährung, gezielte 66
Östrogen 104, 108
Östrogenmangel 105
Oxalsäure 20

Pastinake 59, 62
Pastinakengemüse 130
Pektin 45
Petersilienwurzel 75
pH-Wert 12
Phytinsäure 89

Phytoöstrogen 106
Pille 104
Proanthocyanidin 101
Prostaglandin 68, 104
Purine 53

Quarkwickel 64

Rapsöl 19
Reizdarm 42
– Basenernährung, gezielte 44
Reizmagen, Basenernährung, gezielte 39
Rettich 119
Rettichsalat 119
Rezepte, basische 111
Rheuma 67
– Basenernährung, gezielte 68
Riboflavin 79
Rizinusöl 38, 107, 109
Rohkost 111
Rote-Bete-Buttermilch 139
Rote-Bete-Suppe 123
Rückenschmerzen 70
– Basenernährung, gezielte 71

Safran 78, 106
Safttag 26
Sauerkraut 86, 89
Sauerkrautsaft 47
Säure
– Entstehung 10, 12
– Messmethode 13
Säure-Basen-Balance 20, 31
Säure-Basen-Dysbalance 33
Säure-Basen-Haushalt
– entlasten 21
– gestörter 20, 33
– harmonisieren 18
Säure-Basen-Potenzial 18
Säurebelastung 11
Säuregehalt, Geschmack 18
Säuren-Basen-Stoffwechsel 11
Säurepotenzial 19
Schafgarbenkraut 103
Schlafmangel 74
Schlafstörung 81
– Basenernährung, gezielte 82
Schmerzerkrankung 71
Schüßler-Salz 29

– Laktosegehalt 43
Schwarzwurzel 59, 62
Schwarzwurzelgemüse 129
Selleriebrühe mit Liebstöckel 26
Senffußbad 86
Silicea 54, 92
Silizium 94
Sodbrennen 33
Sojabohnen 55
Sojamilch mit Früchten 115
Sojaprodukte 106
Sorbit 40, 44
Sorbitunverträglichkeit 42
Spannungskopfschmerz 78
Spargel 60
– mit Kartoffeln 127
Spargel-Kartoffeltag 26
Sprossen-Salat 118
Steckrübengemüse 130
Stimmung, niedergedrückte, Basenernährung, gezielte 77
Stoffwechsel-Tee 58
Stoffwechsel-Teekur 92
Stress 74, 78, 81, 95
Sulforaphan 39, 42
Suppe mit Süßkartoffeln 123
Suppentag, basischer 26
Süßstoff 60, 62
Syndrom, prämenstruelles (PMS) 102

Tee, basischer
– mit Zimt 101
– Schleimhautentzündung 38
Teebaumöl 98
Tiefenentsäuerung 28
Tofu-Aufstrich 114
Tomate 93
Tomaten-Gemüsesuppe 120
Topinambur 59, 62, 136
– gebraten 136
Topinambursuppe 122
Trennkost, basische 20
Trigylzeridspiegel 57
trinken, basisch 28

Übelkeit 45
Übergewicht 50, 58
– Basenernähung, gezielte 59
Übersäuerung 10

Sachverzeichnis

– chronische, Auswirkungen 15
Unterbauchkompresse 101
Unterzuckerung 80
Urin, pH-Wert 14

Vegetarier 19
Verdauungsstörung 40
Verstopfung 47
Verstopfungsneigung, Basen-
 ernährung, gezielte 48
Vierwindtee 35
Vitamin 90
Vitamin A 98
Vitamin B6 104
Vitamin B12 89

Vitamin D 67
Vitamin E 106
Vitamin K 66, 106
Vollkornprodukte
– Säurepotenzial 19

Wakame 124
Walnussöl 19
Wechseljahre, Basenernährung,
 gezielte 106
Wechseljahrsbeschwerden 105
Weichteilrheumatismus 71
Winterrettich 96
Wirsing, würziger 128

Zellerneuerung 93
Zell- und Regenerationskur,
 basische 139
Zimtrinde 62
Zink 62, 93
Zitronenmelissenöl 98
Zivilisationskrankheit 10
Zucchinigemüse, schnelles 129
Zuckeraustauschstoff 37, 40
Zucker, Einstufung 18
Zuckerkrankheit 61
Zwiebel 96

SERVICE

Bibliografische Information der Deutschen Nationalbibliothek
Die Deutsche Nationalbibliothek verzeichnet diese Publikation in der Deutschen Nationalbibliografie; detaillierte bibliografische Daten sind im Internet über http://dnb.d-nb.de abrufbar.

Redaktion: Anne Bleick
Bildredaktion: Christoph Frick

Umschlaggestaltung und Layout: CYCLUS Visuelle Kommunikation

Bildnachweis:
Umschlagfoto: doc-stock
Fotos im Innenteil:
ccvision: S. 24; doc-stock: S. 3; Frank Kleinbach, Stuttgart: S. 139; Chris Meier, Stuttgart: S. 4, 5 oben, 6 oben, 9, 17, 110, 112, 118; Photo Alto: S. 129; Photononstop: S. 5 unten, 32; Pitopia: S. 120; Thieme Verlagsgruppe: S. 20; Uppercut: S. 37, 58, 65, 80, 88, 91, 95, 103

© 2010 TRIAS Verlag in MVS Medizinverlage Stuttgart GmbH & Co. KG
Oswald-Hesse-Straße 50, 70469 Stuttgart

Printed in Germany

Satz: Fotosatz Buck, 84036 Kumhausen
gesetzt in: InDesign CS3
Druck: AZ Druck und Datentechnik GmbH, 87437 Kempten (Allgäu)

Gedruckt auf chlorfrei gebleichtem Papier

ISBN 978-3-8304-3693-5   2 3 4 5 6

Wichtiger Hinweis: Wie jede Wissenschaft ist die Medizin ständigen Entwicklungen unterworfen. Forschung und klinische Erfahrung erweitern unsere Erkenntnisse, insbesondere was Behandlung und medikamentöse Therapie anbelangt. Soweit in diesem Werk eine Dosierung oder eine Applikation erwähnt wird, darf der Leser zwar darauf vertrauen, dass Autoren, Herausgeber und Verlag große Sorgfalt darauf verwandt haben, dass diese Angabe dem **Wissensstand bei Fertigstellung des Werkes** entspricht.

Die Ratschläge und Empfehlungen dieses Buches wurden vom Autor und Verlag nach bestem Wissen und Gewissen erarbeitet und sorgfältig geprüft. Dennoch kann eine Garantie nicht übernommen werden. Eine Haftung des Autors, des Verlages oder seiner Beauftragten für Personen-, Sach- oder Vermögensschäden ist ausgeschlossen.

Geschützte Warennamen (Warenzeichen) werden **nicht** besonders kenntlich gemacht. Aus dem Fehlen eines solchen Hinweises kann also nicht geschlossen werden, dass es sich um einen freien Warennamen handelt.

Das Werk, einschließlich aller seiner Teile, ist urheberrechtlich geschützt. Jede Verwertung außerhalb der engen Grenzen des Urheberrechtsgesetzes ist ohne Zustimmung des Verlages unzulässig und strafbar. Das gilt insbesondere für Vervielfältigungen, Übersetzungen, Mikroverfilmungen und die Einspeicherung und Verarbeitung in elektronischen Systemen.

SERVICE

Liebe Leserin, lieber Leser,

hat Ihnen dieses Buch weitergeholfen? Für Anregungen, Kritik, aber auch für Lob sind wir offen. So können wir in Zukunft noch besser auf Ihre Wünsche eingehen. Schreiben Sie uns, denn Ihre Meinung zählt!

Ihr TRIAS Verlag
E-Mail Leserservice: heike.schmid@medizinverlage.de
Lektorat TRIAS Verlag, Postfach 30 05 04, 70445 Stuttgart, Fax: 0711 - 8931 - 748